東大病院発
医療スタッフのための
The University of Tokyo Hospital presents "English Conversation for Medical Staff"
英会話

東京大学医学部附属病院
英語マニュアル出版 プロジェクトチーム 著

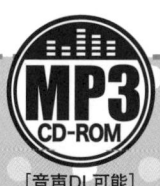

[音声DL可能]

> 音声のダウンロード方法

　付属の MP3 CD-ROM と同じ音声を、ホームページよりパソコンでダウンロードできます(スマートフォン、タブレットではダウンロードできません)。

1　「ベレ出版」ホームページ内、『東大病院発 医療スタッフのための英会話』の詳細ページにある「音声ダウンロード」ボタンをクリック。
　　(URL は　http://www.beret.co.jp/books/detail/615)
2　8ケタのコードを入力してダウンロード。
　　ダウンロードコード 4hJZyu8a

　なお、付属の MP3 CD-ROM の再生方法については p.239 をご覧ください。

はじめに

　昨今、日本全国どこの病院でも外国人の患者さんが来院されていることと思います。
　その時、「外国人の患者さんの対応はできれば避けたい」「誰か代わりにやってもらえないだろうか」と、ほとんどの皆さんが感じておられるのではないでしょうか。
　とはいえ、それでも避けることができない時は、知っている単語を並べて身振り手振りで説明することになります。日本語ならすぐに終わる説明も時間がかかり、非常にストレスのたまる仕事になってくると思います。
　しかし、それは外国人の患者さんにとっても同じことです。言葉のほとんど通じない国に来て、病気になってしまった、どうしたらよいのか、病気だけでも大変ですが言葉も非常にストレスのたまる問題です。

　この本は、そのような病院内での状況を救うために作成されました。
　病院内では初診の外来受付からはじまり、各場所への案内、病状の聴取、採血の説明、X線撮影の説明、薬剤の説明、会計の説明など、場面に応じて多くの職種が患者さんとかかわり、説明を行っています。
　私たちは平成26年度より多職種による共同のプロジェクトを立ち上げ、自部署で日々行われている上記のようなシーン、そこで話されている内容を抽出したうえで、それらを英語へ変換し、同じ内容を英語で伝えることができる環境を整えました。
　参加職種は、看護師、薬剤師、臨床検査技師、診療放射線技師、理学療法士、歯科衛生士、窓口事務職員であり、英語文の監修はサイマル・アカデミー法人事業部に依頼し内容を精査しました。

そして、このマニュアルを使用して英会話講習を実施し、ロールプレイを重ねることで、日々の業務を英語でも実践できる環境を整えました。
　結果、このプロジェクトを通して、参加者が自信を持って外国人の患者さんに接することができるようになり、また、患者さんにとってもわかりやすくスムーズな応対ができるようになってきました。

　まだまだ発展途上ではありますが、東大病院でのこの取り組みを皆さんと共有することで、日本全国の医療現場での英語応対を救いたいと考え、このたびの出版に至りました。

　いつも日本語で同じ説明をしているのに英語ではできない、こんな時にどう言えばよいのか、日々のそういった悩みに答えられる本にすべく、プロジェクトメンバーをはじめ、院内の職員が知恵を出し合い作成された本書が、皆さんと外国人の患者さんとの接点で生じる様々な悩みを解決できれば、これほどうれしいことはありません。

　それでは私たちとともに準備していきましょう。

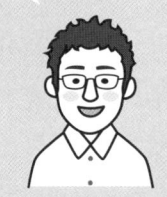

英語マニュアル出版
プロジェクトチーム リーダー

岡　陽介（事務）

東大病院発　医療スタッフのための英会話

contents

はじめに　3
この本の構成　8
この本の利用法　9

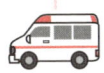

第1章 ｜ 地震・火災時にも使える
緊急対応時の必須フレーズ

1…倒れている・状態の悪い患者さんに声を掛ける …… 12
2…災害時に患者さんを誘導する …… 13

第2章 ｜ 伝わることが実感できる
全職種対応・厳選フレーズ

1…患者さんと話す …… 18
2…患者さんに伝える・確認する …… 24
3…患者さんに依頼する …… 27

第3章 職種別シーンマニュアル
すぐ使いたいフレーズが満載

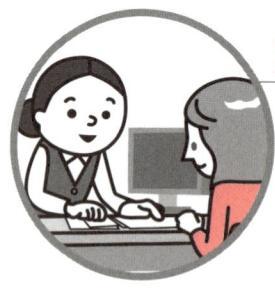

Ⅰ 受付事務……30

- 1…総合案内窓口　30
  - 初診案内・道案内…30
- 2…外来電話予約　36
- 3…外来窓口　42　　◎東大病院の診療科名称　49
- 4…入院窓口　50
  - ①入院手続き案内…50
  - ②入院時…58　　③退院時…66
- 5…検診窓口　72
  - ①来所時・受付時・ロッカー案内…72
  - ②終了時…80　　◎東大病院の主な施設・設備名称　85

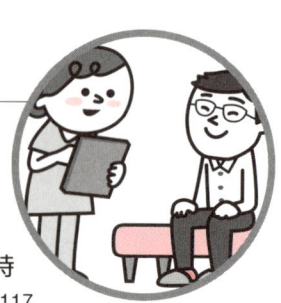

Ⅱ 看護師……86

- 1…外来　86
  - ①問診…86　　②遅延案内…90
  - ③注射処置…94　　④呼吸訓練…102
- 2…入院　106
  - ①入院時案内・リストバンド装着案内・入院時情報聴取…106　◎病室、病棟の設備・備品名称　117
  - ②入院中の会話…118　◎一般的な症状一覧　125
  - ③退院時案内…126　◎時間・単位・回数の表現　131
- 3…手術　132
  - ①術前訪問…132
  - ②入室・退室…142　◎手術室の設備・備品名称　149

Ⅲ 薬剤師……150

1…お薬窓口 150
◎現場での服薬指導に役立つ表現 155

2…持参薬確認 156
◎外国人旅行者に処方頻度の高い薬剤一覧 161

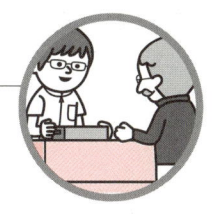

Ⅳ 臨床検査技師……162

採血・心電図・呼吸機能検査・腹部エコー 162

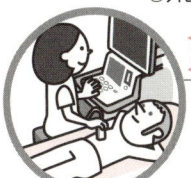

Ⅴ 診療放射線技師……180

胸部撮影・骨撮影・
ＣＴ撮影・ＭＲＩ撮影(腹部) 180

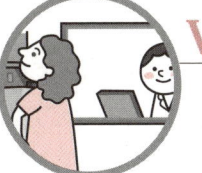

Ⅳ リハビリテーション療法士……194

ＰＴ・ＯＴ・ＳＴ…194
◎病院内職種一覧 203

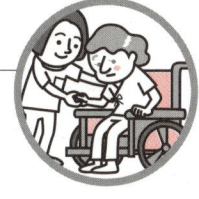

Ⅶ 歯科衛生士……204

抜歯後の口腔ケア・周術期オーラルマネジメント…204
◎歯の名称 210

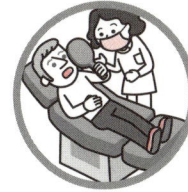

第4章 話せなくても理解しあえる 指さしイラスト

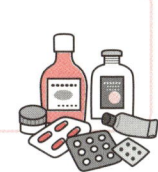

①コミュニケーション項目一覧 212
②人体部位の名称一覧 214　③症状一覧 216
④痛み一覧 218　⑤アレルギー項目一覧 220
⑥入院生活のルール一覧 222　⑦持ち込み禁止品一覧(手術前) 224
⑧手術時体位一覧 226
⑨持ち込み禁止品・確認項目一覧（MRI撮影） 228
⑩薬剤の剤形と使用方法一覧 230
⑪リハビリで用いる自主トレーニング例 231

この本の構成

この本は、次の全4章で構成されています。

第1章	地震・火災時にも使える　**緊急対応時の必須フレーズ**
	災害が発生した際、すべての患者さんを正しく誘導することが求められます。ここでのフレーズを習得することで、有事の際に混乱せず落ちついて対応できるようにしました。

第2章	伝わることが実感できる　**全職種対応・厳選フレーズ**
	いくらマニュアルを丸暗記しても、状況が少し違ってしまうと対応できない、ということはよく起こります。ここでは病院内で使用する頻度の高いフレーズを列挙し、そのフレーズ内の単語を入れ替えることでコミュニケーションがとれるようにしました。

第3章	すぐ使いたいフレーズが満載　**職種別シーンマニュアル**
	いつも同じように説明していることでも、英語になると困ってしまう、ということはよく起こります。ここでは職種ごとに頻度の高いシーンを、実際の東大病院の内容・説明手順に基づき掲載することで、皆さんの日々の業務に活用できるようにしました。

第4章	話せなくても理解しあえる　**指さしイラスト**
	外国人の患者さんとうまくコミュニケーションがとれない時、イラストを利用することでスムーズに対応できることがあります。ここでは言葉が話せなくても患者さん・職員が互いにイラストを指さしすることでコミュニケーションをとれるようにしました。

※第4章「指さしイラスト」（p.212〜p.233）を、「ベレ出版」ホームページ内、『東大病院発 医療スタッフのための英会話』の詳細ページより、PDF形式でダウンロードできます。
　書籍詳細ページ URL：http://www.beret.co.jp/books/detail/615

この本の利用法

　この本は読者の皆さんがご自身の職場で「**すぐ実践できる**」ことを目指しています。

　とはいえ、皆さんの英語レベルは様々です。それぞれの英語レベルで業務を完遂できるよう、次のような利用法をおすすめします。

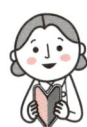 英語に自信がない、ほとんど話すことができない…という方

　⇒まずは、第2章「全職種対応・厳選フレーズ」を重点的に練習してください。

　この第2章を理解し暗記して、さらに第4章のイラスト集を利用することで、かなりのコミュニケーションが可能となります。

①**基本的なあいさつのフレーズ**

　⇒第一声は非常に大切です。ここで笑顔であいさつができると、その後の会話をスムーズに進めることができます。

②**単純なフレーズ**

　⇒道案内の際の"Over there."(オーバー ゼア)(あちらです)、動作を依頼する際の"Like this."(ライク ディス)"Do this."(ドゥ ディス)(同じようにやってください)というようなフレーズが言えるだけでも、様々な業務を進めることができます。

③**困った時のフレーズ**

　⇒患者さんが何を言っているか理解できない時に何と言えばよいか理解しておくことは非常に重要であり、わからないまま安易に回答することは、特に医療の現場では絶対に避けなければなりません。

　困った時に代わりに対応してもらえるスタッフを事前に見つけておくこともポイントです。

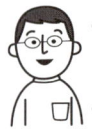 英語にはある程度自信がある、そこそこのコミュニケーションはすでにできる、という方

⇒第3章「職種別シーンマニュアル」でご自身の職種部分をどんどん実践してください。一部の職種では各シーン冒頭にあるヒアリングテストを用いて、ご自身の聞き取り能力を知ることができます。

⇒他職種のシーンを実践することで、ご自身の職種にはない様々な表現を知り、表現の幅を広げることができます。

　職場で使える英語を勉強しようと考えて、いわゆる日常英会話集を使うのは、日々時間に追われながら業務をこなす私たちには非常に非効率です。

　本書は、他の類書とは異なり、当院で働く各職種の担当者が現時点で実際に使用している会話内容をベースに作成していますので、本書を活用して、フレーズを覚え、実際に業務の中で繰り返し使用することで、自信をつけながら使える英語の幅を少しずつ広げていくような学習方法を取ることが理想的です。

ゆっくり　聞き流し
バージョン　バージョン
↓　　　↓

🔈 この本の音声について　　　　　　　　　　　　　　🔈 file・00 →

　本書に付属しているディスクの音声は、file・01 から file・43 までが、【練習用のゆっくりバージョン】、そして file・44 から file・86 までは、ネイティブスピードに近い、【聞き流し・耳慣らし用のスピード UP バージョン】です。

　まずは file・01 から 43 までの、聞きたい箇所の音声を丁寧に聞いて、時には一文ずつ音声を止めながら、実際に声に出す練習を繰り返してください。

　そして、file・44 から 86 まではスピード UP バージョンです。普段、ネイティブはこれぐらいの速さで英語を話しています。これぐらいの速さの英語に耳が慣れてくると、外国人の患者さんの話す英語が、グッと聞き取りやすく感じられるでしょう。

第1章

地震・火災時にも使える
緊急対応時の必須フレーズ

ここでは特に緊急を要する状況で発するフレーズを掲載しています。
　緊急の際には本やマニュアルを持ち歩くことはできませんので、これらのフレーズは暗記して、とっさに発することができるようにしておくことが肝心です。

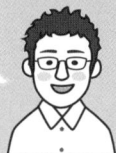

緊急対応　🔊 file・01 →44

1… 倒れている・状態の悪い患者さんに声を掛ける

- [ ] どうしましたか？　　　**What's wrong?**

- [ ] 聞こえますか？　　　　**Can you hear me?**

- [ ] 起きてください！　　　**Get up!**
  ▶横になってください。：Lie down.

- [ ] 歩けますか？　　　　　**Can you walk?**
  ▶見える：see　感じる：feel

- [ ] お名前は何ですか？　　　**What is your name?**
  ▶年齢：age　生年月日：date of birth

- [ ] ご家族に連絡します。　　**I will contact your family.**

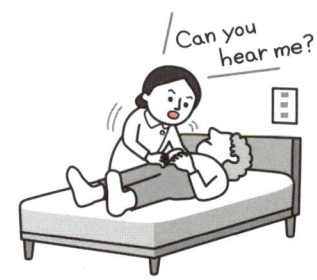

緊急対応

2…災害時に患者さんを誘導する

基本

□ 離れてください！
Stay away!
▶ こちらに来てください。：Come here.

□ 私についてきてください。
Follow me.

□ スタッフの誘導に従ってください。
Follow the instructions given by the staff.

地震

□ 先ほど太平洋で震度5の地震が発生しました。
A level 5 earthquake happened in the Pacific Ocean.
▶ 5強：upper 5　5弱：lower 5

□ この建物は安全です。
We are safe in this building.
▶ 危険：not safe

□ 落下物に注意してください。
Beware of falling objects.
▶ 割れたもの：broken objects

- ☐ 窓から離れてください。 　Stay away from the windows.
  ▶ 扉：door

- ☐ [トリアージに際して] 緑色のエリアに行ってください。　Go to the green area.
  ▶ 赤：red　黄：yellow

- ☐ ここで待機してください。　Wait here.

- ☐ ここで休むことができます。　You can rest here.

- ☐ 水や食料を無料でお配りします。　We will provide water and food for free.

- ☐ カーテンやブラインドは開けないでください。　Do not open the curtains or blinds.

- ☐ 公共交通機関は止まっています。　The public transportation system is down.

- ☐ 公共交通機関は再開しました。　The public transportation system is back up.
  ▶ 電力供給：power supply

火事

- [ ] ただ今当館9階で非常ベルが鳴りました。　**An emergency alarm has just gone off on the 9th floor of this building.**

- [ ] 火災が発生しました。　**There is a fire.**

- [ ] ここから移動します。　**We will move from here.**

- [ ] 貴重品のみお持ちください。　**Only bring your valuables with you.**

- [ ] 落ちついてください。　**Calm down.**

- [ ] 戻らないでください。　**Do not go back.**

- [ ] 走らないでください。　**Do not run.**

- [ ] 押さないでください。　**Do not push.**

- [ ] 煙を吸わないでください。　**Do not breathe the smoke.**

第1章　緊急対応時の必須フレーズ

☐ 現在調査中です。　**We are investigating it.**

☐ 非常ベルは誤りでした。　**The emergency alarm system doesn't work.**

コラム1 "Don't" と "Do not" の違い

"Don't" と "Do not" では否定の「意思」の強さが異なります。"Don't run."では「走ってはいけません。」、"Do not run." では、"not"（否定）が強調され、「絶対走ってはなりません。」というニュアンスになります。

コラム2 「震度」について

日本では地震の大きさを「気象庁震度階級」を用いて、"震度3" や "震度5弱" というように10段階で表します。この「震度」は、ある地震が起きた時の"私たちが生活している場所での揺れ"の強さを表し、日本人の患者さんには、震度で地震の大きさをお知らせすることはとても有効です。しかしながら、外国人の患者さんにとっては、日本の震度階級が馴染みの薄いものである可能性があることを覚えておきましょう。（※日本滞在歴の長い患者さんは例外です。）

それならば外国人の患者さんに「マグニチュード」でお知らせしては?と思われるかもしれませんが、マグニチュードは、"地震そのものの規模（大きさ）"を表しており、おそらく地震発生時に患者さんが確認したい「この建物が耐えうる揺れなのか」「電車が止まるような揺れなのか」といった質問にマグニチュードで回答しても、なかなかご安心いただけないでしょう。

緊急時にはシンプルに 「strong（強い）/weak（弱い）」 を用いて地震の大きさを伝えることが有効です。

例：A strong earthquake happened in the Pacific Ocean. However, we are safe in this building.
（強い地震が太平洋で発生しましたが、この建物は安全です。）

日本人にとっては「よく起こる」地震も、外国人患者さんの出身国によっては、「一生に一度」程度の頻度かもしれません。災害情報は、日本人・外国人を問わず、すべての人に正確で迅速に伝えられる必要があります。この章で取り上げたフレーズを日頃から音読し、「その時」に備えた準備を進めましょう。

第 2 章

伝わることが実感できる
全職種対応・厳選フレーズ

ここでは使用頻度の高い重要な表現を厳選し、基本的な表現とともにこれらを暗記することで、単語を入れ替えるだけでコミュニケーションをとれるようにしています。

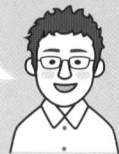

厳選フレーズ　📢 file・03 →46

1…患者さんと話す

① 基本的なあいさつ

☐ はじめまして。　　　　　Nice to meet you.
　　　　　　　　　　　　　ナイス トゥ ミー チュー

☐ おはようございます。　　Good morning.
　　　　　　　　　　　　　グッ モーニング

☐ こんにちは。　　　　　　Hello.
　　　　　　　　　　　　　ハロー

☐ こんばんは。　　　　　　Good evening.
　　　　　　　　　　　　　グッ イブニング

☐ お大事になさってください。Please take care.
　　　　　　　　　　　　　プリーズ テイク ケア

コラム３ マスクを外してアイコンタクト！

　外国人の患者さんに接する時は、可能な限り「マスク」を外して声を掛けましょう。表情がわかりづらいこと、口元が読めないこと、声が明瞭に聞こえないことは、患者さんへ不安感を必要以上に与えてしまいます。マスクを外し、にっこりと柔らかな笑顔で、アイコンタクトをとりながら声掛けをすることは、とても大切です。

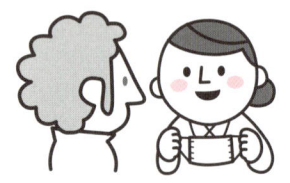

② 自己紹介する

☐ 私は看護師の伊藤です。

I'm nurse Ito.
（アイム ナース イトウ）

▶ 薬剤師：pharmacist（ファーマシスト）　療法士：therapist（セラピスト）

☐ 今日は私が担当します。

I'm your nurse today.
（アイム ユア ナース トゥデイ）

▶ "your" を挿入することで「(あなたの)担当である」ことを示すことができます。

☐ お名前は何とお呼びしましょうか。

What do you want me to call you?
（ワッ ドゥー ユー ウォン ミー トゥ コール ユー）

コラム 4　呼び名を尋ねてみましょう

患者さんとの間に、安心してコミュニケーションできる関係を築くことはとても重要です。自己紹介をした後に、次のような表現で、患者さんがあなたに何と呼ばれたいかを尋ねてみましょう。

Hi, I'm Todai Hanako, but you can call me "Hana." That's easy to pronounce, right? What do you want me to call you?
（私は東大花子です。ハナと呼んでくださいね。その方が発音が簡単でしょう？あなたのことは何とお呼びしたらよろしいですか?）

My name's William Smith. Please call me Bill like all my friends and family.
（私の名前はウィリアム・スミスです。私のことは、多くの友達や家族が呼ぶように、ビルと呼んでください。）

All right. Bill, will do.
（わかりました。ビルですね、次からはそうお呼びします。）

第2章　全職種対応・厳選フレーズ

③ 入退室時のあいさつ

- [ ] 入室時の「失礼します」に近い表現
  - ○ Excuse me.
  - ○ May I come in?

- [ ] 退室時の「失礼しました」に近い表現
  - ○ Thank you for your time.
  - ○ See you later.

④ あいづちを打つ

- [ ] わかりました。
  - Sure. / OK. / Yes.

- [ ] わかりません。
  - I don't know.

- [ ] それは大変でしたね。
  - That's too bad.

⑤ 聞き直す

- [ ] ［一度聞いて理解できなかった時に］もう一度おっしゃっていただけますか？
  - ○ Say that again, please?
  - ○ Sorry?
  - ○ Excuse me?

- [ ] もう少し、ゆっくり話してください。

Please speak more slowly.
（プリーズ スピーク モア スロウリィ）

⑥ 交代する

- [ ] 別の職員を呼んできます。

I'll call another staff member.
（アイル コール アナザー スタッフ メンバー）

> **コラム 5** 自分では答えられないこと・わからないことについて尋ねられたら
>
> 　例えば患者さんから、検査結果や治療方針について質問されたとします。しかしあなたは担当ではないため、それらの質問に答えることはできないとしましょう。その時に、「よかれと思って」「断るのは申し訳ないので、自分でわかるところまで答える」というような気持ちで、さらに、明瞭ではない英語を用いて説明してしまうと、事態をむしろ混乱へと導いてしまいます。
>
> 　英語圏、特にアメリカ等は「職務上の責任のおよぶ範囲」を明確に線引きする習慣があります。自分の職責で答えられないこと、わからないことについては、はっきりと "I'm sorry I don't know." と伝えても、相手にとって失礼にはあたりません。"I'm sorry I don't know. Please ask the doctor about it." と、「自分にはわからない」ことを明示し、「誰に聞くべきか」までを付け加えることが大切です。
>
> 　同様のパターンとして、相手の話す英語がわからない場合にも、**言い方の柔らかさに注意をしながら**、"I'm sorry I don't understand. Please let me call another staff member." と、「自分ではわかりかねるため、他の人を呼ばせてほしい。」という旨をしっかりと相手に伝えましょう。
>
> 　そのままにしておくのは気の毒なので、コミュニケーションが曖昧で不明確ではあるが、自分でなんとか対応しようと試みた。しかしそれが結果として、相手の時間を奪ってしまい、対応も間違ったものであった場合には、とても大きなフラストレーションを患者さんに与えてしまいます。
>
> 　「断ること」は悪いことではありません。**「自分ではわからないことを、相手に伝える。」「自分は判断できる立場にないことを、相手に伝える。」**ということが、外国人の患者さんとのコミュニケーションではとても大切なのです。

⑦ お詫びする

Sorry to ～ / Thank you for ～

☐ お待たせして申し訳ありません。

○ Sorry to keep you waiting.
○ Thank you for waiting. I hope you are not tired.

コラム⑥ "sorry" ではなく "thank you"

　"Sorry to keep you waiting." や "I'm so sorry to have kept you waiting." など、日本語の "お待たせして申し訳ありません。" という意味を含む謝罪の表現は、完全には英語に翻訳できません。

　また、特に欧米圏の人々は、謝罪の際でも極力 "sorry" を用いず、ほとんどの場合 "thank you" になるように文を組み立てます。

　混み合っている状況で、長時間待っている方に対しても、"Thank you for waiting. I hope you are not tired." などの表現を用いて、長時間我慢しながら待っていることへの「感謝」と「共感」を伝えるほうが、より英語的な表現と言えます。

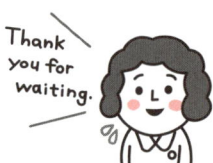

⑧ 方向を示す

Over there. [手でジェスチャーしながら指し示す]
オーバー ゼア

☐ トイレはどこですか？

⇒ あちらです。

Where is the restroom?
ウェア イズ ザ レストルーム

⇒ Over there.
オーバー ゼア

☐ 入院病棟はどこですか？

⇒ あちらです。

Where is the inpatient ward?
ウェア イズ ザ インペイシェント ウォード

⇒ Over there.
オーバー ゼア

☐ 診察室はどこですか？

⇒ あちらです。

Where is the consultation room?
ウェア イズ ザ コンサルティション ルーム

⇒ Over there.
オーバー ゼア

⑨ 目的地を伝える

It is on the △ floor.
イティイズ オン ザ フロア

☐ 検査室はどこですか？

⇒ 2階にあります。

Where is the laboratory?
ウェア イズ ザ ラブラトリー

⇒ It is on the second floor.
イティイズ オン ザ セカンド フロア

☐ X線撮影室はどこですか？

⇒ 1階にあります。

Where is the X-ray room?
ウェア イズ ザ エックスレイ ルーム

⇒ It is on the first floor.
イティイズ オン ザ ファースト フロア

23

厳選フレーズ 🔊 file・04 →47

2…患者さんに伝える・確認する ✚

① 経験を確認する（〜したことがありますか？）

 Have you ever〜 ?
ハブ ユー エバー

☐ 以前何か大きな病気や手術を
したことがありますか？

Have you ever had serious illnesses or any surgeries before?
ハブ ユー エバー ハド / スィリアス イルネスィーズ オァ エニィ / サージェリィズ ビフォー

☐ これまでに狭心症と言われた
ことはありますか？

Have you ever been told you have angina?
ハブ ユー エバー ビーン / トールド ユー ハブ アンジャイナ

▶ 高血圧症：hypertension / high blood pressure
ハイパーテンション ハイ ブラッド プレッシャー

☐ アルコール綿でかぶれたこと
はありますか？

Have you ever developed a rash from an alcohol swab?
ハブ ユー エバー ディベロップド / ア ラッシュ フロム アン アルコホール / スワブ

☐ 今まで、お薬を使用して具合
が悪くなったり、アレルギー
が出たことはありますか？

Have you ever fallen ill or had an allergic reaction after taking any medication?
ハブ ユー エバー フォールン イル オァ / ハド アン アラージック リアクション / アフター テイキング エニィ / メディケイション

24

② アレルギーを確認する

Are you allergic to~ ?
アー ユー アラージック トゥ

☐ 食べ物やラテックスのアレルギーはありますか？
Are you allergic to any foods or latex products?
アー ユー アラージック トゥ エニィ フーズ オァ レイテックス プロダクツ

☐ アルコールアレルギーはありますか？
Are you allergic to alcohol?
アー ユー アラージック トゥ アルコホール

☐ 造影剤のアレルギーはありませんか？
Are you allergic to contrast agents?
アー ユー アラージック トゥ コントラスト エージェンツ

③ 思っていること・持っているものを確認する（〜はありますか？／〜はお持ちですか？）

Do you have~ ?
ドゥ ユー ハブ

☐ 何か質問はありますか？
Do you have any questions?
ドゥ ユー ハブ エニィ クエスチョンズ

☐ ご希望の日時はありますか？
Do you have any preferred dates or times?
ドゥ ユー ハブ エニィ プリファード デイツ オァ タイムズ

☐ 食欲はありますか？
Do you have a good appetite?
ドゥ ユー ハブ ア グッド アペタイト

第2章 全職種対応・厳選フレーズ

25

☐ 紹介状をお持ちですか？	Do you have a referral document?
☐ 尿検体をお持ちですか？	Do you have your urine sample?

④ これからすることを伝える、これからすることの許可を得る

I'm going to ~ / Let me ~

☐ 足に触ります。	I'm going to touch your feet.
☐ 検査機器をつけていきます。	I'm going to put this monitoring device on you.
☐ 痛み止めの注射をします。	I'm going to give you a painkiller injection.
☐ ロッカー室に案内します。	I'm going to take you to the dressing room.
☐ 血圧を測ります。	Let me check your blood pressure.

□ 診察券を見せてください。　Let me see your patient ID card.
（レッ ミー スィー ユア ペイシェント アイディー カード）

厳選フレーズ　🔊 file・05 →48

3… 患者さんに依頼する ✚

① 同じような動作をしてもらいたい、同じような資料を用意してもらいたい

Do this. / Copy me. / Like this.
（ドゥ ディス／コピー ミー／ライク ディス）

検査

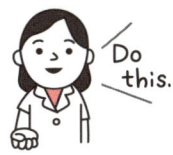
［親指を中にして握る］

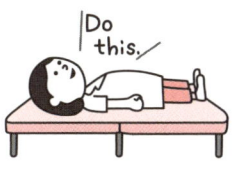
［ベッドに横になる］

放射線

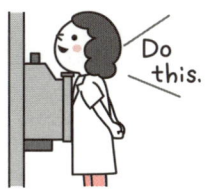
［装置に胸をつけて立つ］

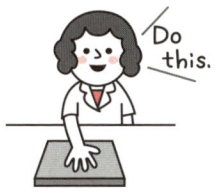
［板の上に手を広げて置く］

受付

［この書類と同じ書類を出してもらう］

リハビリテーション

［バーを握って歩く］

② 丁寧に依頼する

Please ~ / I'd like to ~ / ~, please

- □ 少々お待ちください。　　Please wait a moment.

- □ 現在のご住所を教えてください。　　Please tell me your current address.

- □ 触感の検査をします。　　I'd like to test your sense of touch.

- □ 座ってください。　　Have a seat, please.

③ より丁寧に依頼する

Could you ~ ?

- □ あなたのフルネームと生年月日を教えていただけますか？　　Could you tell me your full name and date of birth?

- □ 明日、支払いに来ていただくことはできますか？　　Could you come back and pay tomorrow?

第3章

すぐ使いたいフレーズが満載
職種別シーン マニュアル

ここでは職種ごとに頻出のシーンが会話形式となったマニュアルを用意しています。音声を確認しながら音読しましょう。その際は実際の現場同様に"身体を動かしながら"発声してください。"動作と言葉をつなげる"イメージが大切です。

なお、本章では文をシンプルにするため、極力"Please"を省略しています。また、職種の違いやシーン内の前後の文脈により、同一の日本語でも英語表現が異なる文がありますので、あらかじめご了承ください。

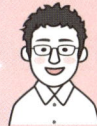

I 受付事務

1…総合案内窓口
（初診案内・道案内）

患者さんにとって初めて病院内で職員と接する場が総合案内です。ここでは、受診受付の仕方など、主に院内の様々な問い合わせを受けます。また、院内の案内だけでなく、交通機関の問い合わせなどを受けることもあります。東大病院では外来診療棟と入院棟の各玄関正面に専用ブースを設けて対応しています。

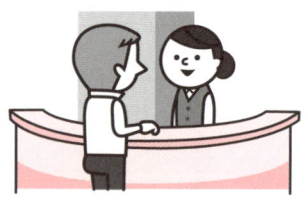

場面 /Situation 〜 外国人の患者さんが総合案内窓口に訪れました 〜

まずは**何も見ずに**音声を聞き、聞き取ることができたものにチェック（☑）を入れましょう。

☐ 事前に予約をしている ＞ ☐ 紹介状を持参している ＞ ☐ 予約がない場合は受診できないことがある ＞ ☐ トイレを探している ＞ ☐ 医師の内線番号を知っている

語彙 /Vocabulary

日本語を見て、瞬間的に英単語・フレーズ単位で英語が言えるように練習しましょう！

予約	an appointment（アナ ポイントメント）
受付	registration（ゥレジストレイション）
紹介状	a referral document（ア ゥリファーラル ドキュメント）
車椅子	a wheelchair（ア ウィールチェアー）
受診票	a receipt（ア レスィート）
診察券	a patient ID card（ア ペイシェント アイディー カード）
呼び出しベル	a pager（ア ペイジャー）
外来診療棟	the Outpatient Clinic Ward（ズィ アウトペイシェント クリニック ウォァード）
まっすぐ進む	walk straight（ウォーク ストレイト）
右（左）へ曲がる	turn right(left)（ターン ゥライト レフト）

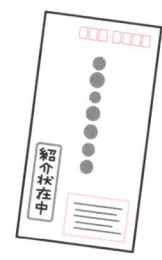

30

最重要フレーズ / Very Important Phrases

➕ **How can I help you?**
（ハウ キャナイ ヘルプ ユー）
（どうなさいましたか？）

➕ **Is this your first visit here?**
（イズ ディス ユア ファースト ビズィット ヒア）
（当院で受診するのは初めてですか？）

➕ **Please go to Counter No.1 for registration.**
（プリーズ ゴー トゥ カウンター ナンバー ワン フォー ゥレジストレイション）
（1番カウンターで受付してください。）

重要ポイント / Useful Phrases

診療にかかる予約の流れを知らない患者さんに対し、できない可能性を丁寧に説明しましょう。

患者さんへの「共感」を示すフレーズはとても大切です。「できない」ことを伝えなければならない時には、こういったフレーズを挟みましょう。グッと丁寧さが増します。

➕ おっしゃることはわかりますが…
I understand what you're saying, but...
（アイ アンダースタンド ワット ユーアー セーイング バット）

➕ 予約がない場合は受診できないことがあります。
You may not be able to see a doctor without an appointment.
（ユー メイ ノット ビー エイブル トゥ スィー ア ドクター ウィザウト アナ ポイントメント）

➕ 受診する場合、紹介状と予約が必要です。
You need an appointment and a referral document to see a doctor.
（ユー ニード アナ ポイントメント アーンド ア ゥリファーラル ドキュメント トゥ スィー ア ドクター）

第3章 職種別シーンマニュアル……受付事務（総合案内）

31

🔊 file・06 →49　　　　　　　　　Date

初診案内

基本

☐ どうなさいましたか？　　　　　How can I help you?

 医師の診察を受けたいのですが。　　I'd like to see a doctor.

 どうすればよいですか？　　What should I do?

予約の有無を確認する

☐ 予約はされていますか？　　　Do you have an appointment?

 はい。　　　　　　　　　　Yes.

受付の流れを説明する

☐ 紹介状をお持ちですか？　　　Do you have a referral document?

 はい。　　　　　　　　　　Yes.

☐ 当院で受診するのは初めてですか？　Is this your first visit here?

 そうです。　　　　　　　　Yes.

☐ 1番カウンターで受付してください。　Please go to Counter No.1 for registration.

☐ 番号札を取ってお待ちください。　Take a number and wait.

 ありがとうございました。　　Thank you.

バリエーション

車椅子を案内する

☐ 車椅子を用意しましょうか？ Do you need a wheelchair?

受診できない可能性を伝える

☐ 受診する場合、紹介状と予約が必要です。 You need an appointment and a referral document to see a doctor.

☐ 予約がない場合は受診できないことがあります。 You may not be able to see a doctor without an appointment.

🔊 file・07 →50   Date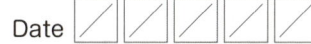

道案内

基本

再来受付機を案内する

 再診受付はどこですか？ *Where is the counter for return visits?*

☐ 診察券をご用意ください。 Please keep your patient ID card in your hand.

☐ この機械に診察券を入れ、画面に従って手続きしてください。 Put your card into the machine, and follow the instructions.

☐ 受付が完了すると、受診票や呼び出しベルが出てきます。 When you finish, you will get a receipt and a pager.

- ☐ 2階の待合スペースでお待ちください。 Please go to the waiting area on the second floor.

[場所を案内する]

 どこで採血してもらえますか？ *Where do I have my blood samples drawn?*

- ☐ 2階の23番カウンターです。 It's at Counter No. 23 on the second floor.

- ☐ このエスカレーターで2階に上がり、右に行ってください。右側にあります。 Please take this escalator to the second floor. Turn right, and it's on your right.

 トイレはどこにありますか？ *Where is the restroom?*

- ☐ あちらにあります。 It's over there.

[お見舞いの方を案内する]

 斉藤さんのお見舞いに来ました。 *I came to see my friend Mr. Saito.*

- ☐ 入院棟Aの総合案内で確認してください。 Please check at the General Information Counter in Inpatient Ward A.

- ☐ あちらの通路をまっすぐ進んでいただくと正面にあります。 Walk straight along the hallway in front of you.

[関係者による医師への面会を案内する]

 佐藤先生とのお約束があります。 *I have an appointment to see Dr. Sato.*

☐ 診察のお約束ですか？	Is it for a consultation?
🙂 いいえ。	*No.*
☐ 佐藤先生の内線番号はご存じですか？	Do you know the extension number of Dr. Sato?
☐ 連絡先をご存じない場合、こちらからはお取り次ぎできません。	If you don't have the contact information, we cannot connect you to the doctor.
🙂 この内線番号に連絡してもらえませんか。	*Can you call this extension number for me?*
☐ 担当者がすぐに迎えにまいります。	The person in charge will come here soon to pick you up.
☐ 椅子に掛けてお待ちください。	Please have a seat and wait.

バリエーション

☐ 食事ができる場所は、外来診療棟と入院棟Aにあります。	There are dining facilities in the Outpatient Clinic Ward and Inpatient Ward A.
☐ 売店は、外来診療棟と入院棟Aにあります。	There are convenience stores in the Outpatient Clinic Ward and Inpatient Ward A.

I 受付事務 2…外来電話予約

予約制の多くの病院では、電話予約での対応が求められます。しかし顔が見えず、資料も見せられない状況下で、英語で正しくコミュニケーションをとることは非常に難易度が高く困難な作業です。はっきりと発音し、正しく伝わっているか確認しながら手続きを進めることが重要です。

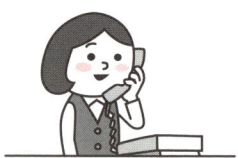

場面 /Situation ～ 外国人の患者さんから電話を受けました ～

まずは**何も見ずに**音声を聞き、聞き取ることができたものにチェック（☑）を入れましょう。

| □ 診察券を持っている | □ 紹介状を持っている | □ 診療希望の日にちがある | □ 当日持参する物を伝える | □ 紹介状がないと耳鼻科を予約できない |

語彙 /Vocabulary

日本語を見て、瞬間的に英単語・フレーズ単位で英語が言えるように練習しましょう！

診察券番号	patient ID card number (ペイシェント アイディー カード ナンバー)
生年月日	date of birth (デイト オブ バース)
診察	consultation (コンサルティション)
（予約）可能	available (アベイラブル)
希望の日にち	a preferred date (ア プリファード デイト)
再来受付機	the automated reception machine (ズィ オウトメイティド レセプション マシーン)
保険証	an insurance card (アン インシュランス カード)
診察料	the consultation charge (ザ コンサルティション チャージ)
料金	a charge (ア チャージ)
同意する	agree (アグリー)

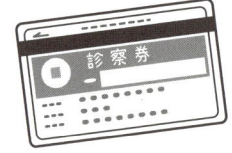

最重要フレーズ / Very Important Phrases

- Tell me your patient ID card number, please.
  (診察券番号を教えてください。)

- Do you have a preferred date?
  (希望の日にちはありますか?)

- Make sure to bring your patient ID card, insurance card and referral documents with you.
  (診察券、保険証、紹介状を忘れず持参してください。)

重要ポイント / Useful Phrases

> 選定療養費のことを知らない患者さんに対し、追加料金が発生することを丁寧に説明しましょう。

> 「恐縮」を英語に正確に置き換えることはできませんが、近いニュアンスを出すことは可能です。

- 恐縮ですが…
  I'm afraid...

- 紹介状をお持ちでない場合、診察料の他、8,100円の追加料金がかかります。
  If you have no referral document, there's a charge of 8,100 yen in addition to the consultation charge.

- 支払いに同意していただけますか?
  Do you agree to pay that?

🔊 file・08 →51　　　　　　　　Date

外来電話予約

基本

□ こちらは東大病院予約センターです。　　This is the University of Tokyo Hospital Reservation Center.

　予約を取りたいのですが。　　*I'd like to make an appointment.*

診察券番号を確認する

□ 東大病院の診察券はお持ちですか？　　Do you have a University of Tokyo Hospital patient ID card?

　はい、持っています。　　*Yes, I do.*

□ 診察券番号を教えてください。　　Tell me your patient ID card number, please.

　12345678です。　　*It's No.12345678.*

名前・生年月日を確認する

□ フルネームを教えてください。　　Tell me your full name, please.

　マーク・ウィルソンです。　　*My name is Mark Wilson.*

□ 名前のスペルを教えてください。　　How do you spell your name?

　MARK WILSONです。　　*M-A-R-K W-I-L-S-O-N.*

☐	生年月日を教えてください。	Tell me your date of birth, please.
	1977年5月2日です。	*It's May 2nd, 1977.*

[電話番号を確認する]

☐	電話番号を教えてください。	Tell me your telephone number, please.
	03-38…-54…です。	*It's 03-38…-54….*

[紹介状の有無を確認する]

☐	他の病院からの紹介状はお持ちですか?	Do you have a referral document from another hospital?
	はい。西東京大学病院からの紹介です。	*Yes. I was referred by the University of West Tokyo Hospital.*
☐	紹介状に書いてある宛先を教えていただけますか?	Could you tell me who the referral document is addressed to?
	東京大学医学部附属病院神経内科ご担当先生御中です。	*It's addressed to the Department of Neurology of the University of Tokyo Hospital.*
☐	ありがとうございます。	Thank you.

[予約可能日時を伝える]

☐	診察は午前中です。	Consultations are scheduled in the mornings.

☐	10日以降でしたら空いています。	Available dates are from the 10th.
☐	希望の日にちはありますか？	Do you have a preferred date?
	🗣 一番早い日程でお願いします。	*I'd like it to be as early as possible.*
☐	来週の水曜日、10日、午前11時の予約はいかがですか？	How about next Wednesday, the 10th at 11 AM?
	🗣 大丈夫です。	*Fine.*
☐	3月10日、水曜日、午前11時に神経内科初診外来の予約をお取りしました。	I've made an appointment for you for an initial outpatient visit with the Department of Neurology for Wednesday, March 10th, at 11 AM.

[当日持参する物を伝える]

☐	当日は、予約時間前に、1番カウンターの初診窓口で受付してください。	On the day of your visit, please register as a new patient at Counter No.1, before your appointment.
☐	診察券、保険証、紹介状を忘れず持参してください。	Make sure to bring your patient ID card, insurance card and referral documents with you.
	🗣 ありがとうございました。	*Thank you.*

バリエーション

予約ができないことを伝える

☐ 何科の予約をお取りいたしましょうか？	Which department do you want to make an appointment with?
耳鼻科の予約をお願いします。	*I'd like to make an appointment with the ENT Department.*
☐ 他の病院からの紹介状はありますか？	Do you have any referral documents from another hospital?
いいえ。	*No. I don't.*
☐ その診療科は、紹介状がなければ予約が取れません。	The department requires a referral document for appointments.
☐ 他の病院を受診後、紹介状が発行されましたら、再度ご連絡ください。	Please consult another hospital first, and contact us again when a referral document has been issued.

選定療養費を説明する

☐ 紹介状をお持ちでない場合、診察料の他、8,100円の追加料金がかかります。	If you have no referral document, there's a charge of 8,100 yen in addition to the consultation charge.
☐ 支払いに同意していただけますか？	Do you agree to pay that?

Ⅰ 受付事務 3…外来窓口

　外来窓口初診時は患者さんも病院独自のルールや流れがわからず、時間も長くかかります。東大病院では1日約200から400人の初診患者さんを含めた2000から4000人超の外来患者さんに対応しており、多数の患者さんに対応できるよう、診察のある患者さん全員に呼び出しベルを渡し、院内のどこにいても受診前にそのベルを鳴らして受診時間をお知らせするようにしています。

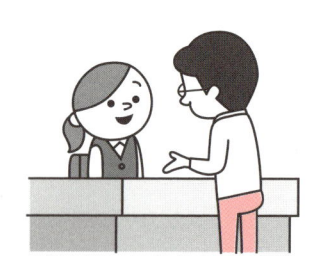

場面/Situation　～ 外国人の患者さんが外来窓口に訪れました ～

まずは**何も見ずに**音声を聞き、聞き取ることができたものにチェック（☑）を入れましょう。

| □事前に予約している | □保険証を持参している | □21番受付を案内している | □耳鼻科の予約を取りたい | □9月12日に予約したい |

語彙/Vocabulary

日本語を見て、瞬間的に英単語・フレーズ単位で英語が言えるように練習しましょう！

申込用紙	ア フォーム a form
（番号札を）取る	テイク ア ナンバー take (a number)
番号札	ア ナンバー ティケット a number ticket
問診票	ア クエッショネア フォーム a questionnaire form
パンフレット	ア ブローシュア a brochure
受付	レセプション カウンター Reception Counter
2階	ザ セカンド フロアー the second floor
渡す	ハンド hand
到着する	アライブ arrive

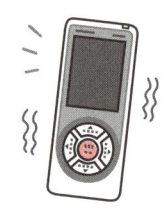

最重要フレーズ /Very Important Phrases

✚ **Do you have an appointment?**
（予約はありますか？）

✚ **Please fill out this form, and take a number.**
（申込用紙を記入し、番号札を取ってください。）

✚ **Please fill in your questionnaire form, and hand it to the doctor at the time of your consultation.**
（問診票を記入して、診察の時に医師に渡してください。）

✚ **Please wait nearby for your number to be called.**
（番号が呼ばれるまで、近くでお待ちください。）

重要ポイント /Useful Phrases

> 紹介状の取り込みに時間がかかること、次に呼ばれる時は、ここではなく、隣のカウンターから呼び出されること等、「指示」をできるだけ明確に伝えることを心掛けましょう。

✚ （スキャナでの）システムへの紹介状の取り込みに時間がかかります。
It will take some time to scan your referral documents into the system.

✚ 隣のカウンターから番号を呼びます。
Your number will be called from the next counter.

✚ 番号札359番の方、2番カウンターまでお越しください。
Ticket Number 359, please come to Counter No. 2.

第3章 職種別シーンマニュアル：受付事務（外来）

🔊 file・09 →52　　　　　　　　　　　Date ／／／／／

外来窓口

> 基本

　　診察を受けたいのですが。　　I'd like to see a doctor.

　　どうすればよいですか?　　What should I do?

> 予約を確認する

☐ 当院で受診するのは初めてですか?　　Is this your first visit here?

　　はい。　　Yes.

☐ 予約はありますか?　　Do you have an appointment?

　　はい。　　Yes.

> 申込用紙を記入してもらう

☐ 申込用紙を記入し、番号札を取ってください。　　Please fill out this form, and take a number.

　　どこで書けばよいですか?　　Where can I fill it out?

☐ あちらに記入台がございます。　　There is a desk over there.

　　わかりました。　　I see.

[保険証等を確認する]

- ☐ 番号札、申込書、紹介状、保険証をお預かりします。

    I'll take your number ticket, application form, referral document and insurance card.

    はい。

    Thank you.

- ☐ 診察券番号を教えてください。

    Please tell me your ID number.

    21089305 です。

    It's No. 21089305.

- ☐ ありがとうございます。

    Thank you.

[予約内容を確認する]

- ☐ 予約は消化器内科、10時の予約ですね。

    You have an appointment with the Department of Gastroenterology for 10 AM.

- ☐ 問診票を記入して、診察の時に医師に渡してください。

    Please fill in your questionnaire form, and hand it to the doctor at the time of your consultation.

[呼び出しベルを説明する]

- ☐ 診察の呼び出しに呼び出しベルを使っています。

    We use pagers to call patients back for consultations.

- ☐ 呼び出しベルの使い方はこのパンフレットの裏面にございます。

    Handling of the pager is described on the back page of this brochure.

> 紹介状の取り込みを説明する

- ☐ （スキャナーでの）システムへの紹介状の取り込みに時間がかかります。

    It will take some time to scan your referral documents into the system.

- ☐ 隣のカウンターから番号を呼びます。

    Your number will be called from the next counter.

    ありがとうございました。

    Thank you very much.

- ☐ 番号が呼ばれるまで、近くでお待ちください。

    Please wait nearby for your number to be called.

    わかりました。

    OK.

> 外来受付へ案内する

- ☐ 番号札359番の方、2番カウンターまでお越しください。

    Ticket Number 359, please come to Counter No. 2.

- ☐ 番号札をいただけますか？

    Could I have your number ticket?

- ☐ 名前を教えていただけますか？

    Could I have your name?

    カレン・ウィリアムズです。

    My name is Karen Williams.

- ☐ ありがとうございます。

    Thank you.

- ☐ 2階の21番受付にファイルを出してください。

    Please return this file to Counter No. 21 on the second floor.

わかりました。　　　　　　　*I see.*

バリエーション

予約を受け付ける

予約を取りたいのですが。　　*I'd like to make an appointment.*

☐ 何科の予約を取りますか？　Which department do you want to make an appointment for?

耳鼻科の予約をお願いします。　*I'd like to make an appointment with the ENT Department.*

☐ 紹介状はお持ちでしょうか？　Do you have any referral documents?

はい。　　　　　　　　　　　*Yes.*

☐ 近い日の予約ですと、9月8日の予約が取れます。　The earliest date available is September 8th.

☐ 時間は午前です。　It's in the morning.

他にはいつ予約が取れますか？　*What other times are available?*

☐ 9月12日金曜日、10時の予約が取れます。　10 AM on Friday, September 12th is also available.

47

> その日時で予約してください。

I'd like to make an appointment for that day.

☐ はい。

OK.

<当日の受付方法を伝える>

☐ 病院に着いたら1番カウンターへ行き、番号札を取ってお待ちください。

When you arrive at the hospital, come to Counter No.1, take a number and wait.

☐ 番号順に受付されます。

You will be registered according to your number.

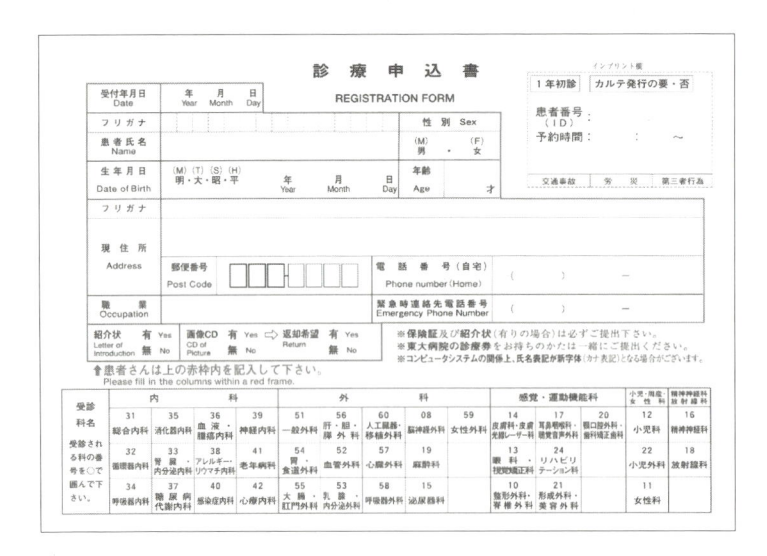

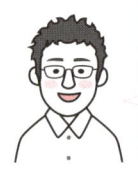

東大病院では、上のような日英併記の診療申込書を使用しています。このほかにも入院申込書、支払確認書他、様々な英語対応のフォーマットを用意して対応していますが、こういった書式のひな型は厚生労働省のHPに、英語だけでなく中国語やスペイン語のものも用意されておりますので、参考になるのではないかと思います（2016年6月現在）。

● 東大病院の診療科名称

(2019年4月現在)

内科診療部門 — Division of Internal Medicine

循環器内科	Cardiovascular Medicine
呼吸器内科	Respiratory Medicine
消化器内科	Gastroenterology
腎臓・内分泌内科	Nephrology and Endocrinology
糖尿病・代謝内科	Diabetes and Metabolic Diseases
血液・腫瘍内科	Hematology and Oncology
アレルギー・リウマチ内科	Allergy and Rheumatology
感染症内科	Infectious Diseases
脳神経内科	Neurology
老年病科	Geriatric Medicine
心療内科	Psychosomatic Medicine

外科診療部門 — Division of Surgery

胃・食道外科	Stomach and Esophageal Surgery
大腸・肛門外科	Colon and Rectal Surgery
肝・胆・膵外科	Hepatobiliary and Pancreatic Surgery
血管外科	Vascular Surgery
乳腺・内分泌外科	Breast and Endocrine Surgery
人工臓器・移植外科	Artificial Organ and Transplantation Surgery
心臓外科	Cardiovascular Surgery
呼吸器外科	Thoracic Surgery
脳神経外科	Neurosurgery
麻酔科・痛みセンター	Anesthesiology and Pain Relief Center・
泌尿器科・男性科	Urology and Andrology
女性外科	Gynecologic Surgery

感覚・運動機能科診療部門 — Division of Sensory and Motor System Medicine

皮膚科	Dermatology
眼科	Ophthalmology
整形外科・脊椎外科	Orthopaedic Surgery and Spinal Surgery
耳鼻咽喉科・頭頸部外科	Otolaryngology and Head and Neck Surgery / Ear, Nose and Throat (ENT)
リハビリテーション科	Rehabilitation Medicine
形成外科・美容外科	Plastic, Reconstructive and Aesthetic Surgery
口腔顎顔面外科・矯正歯科	Oral-Maxillofacial Surgery and Orthodontics

小児・周産・女性科診療部門 — Division of Pediatrics, Perinatal and Women's Medicine

小児科	Pediatrics
小児外科	Pediatric Surgery
女性診療科・産科	Obstetrics and Gynecology

精神神経科診療部門 — Division of Neuropsychiatry

精神神経科	Neuropsychiatry

放射線科診療部門 — Division of Radiology

放射線科	Radiology

救急科診療部門 — Division of Acute Medicine

救急科	Acute Medicine

I 受付事務 4-①…入院窓口
（入院手続き案内）

外来受診患者さんが入院する場合、最終外来受診日に入院手続き、必要書類について一通り説明しています。入院に際して必要となるものは多くありますので、入院日に正しく持参できるよう、正確に伝えることが大切です。

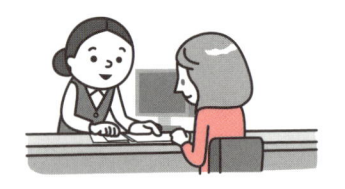

場面 /Situation　～ 外国人の患者さんが入退院センターに訪れました ～

まずは何も見ずに音声を聞き、聞き取ることができたものにチェック（☑）を入れましょう。

| □必要書類を確認する | □持参品を確認する | □売店を説明する | □他院での入院歴を確認する | □貴重品の取り扱いについて説明する |

語彙 /Vocabulary

日本語を見て、瞬間的に英単語・フレーズ単位で英語が言えるように練習しましょう！

入退院センター	the Admission and Discharge Center（ズィ アドミッション アンド ディスチャージ センター）
必要書類	the necessary documents（ザ ネセサリー ドキュメンツ）
連帯保証人	joint guarantor（ジョイント ギャランター）
薬	medications（メディケイションズ）
お薬手帳	a medication record booklet（ア メディケイション レコード ブックレット）
身の回り品	personal toiletry items（パーソナル トイレトリー アイテムズ）
説明	an explanation（アン エクスプラネイション）
病衣	pajamas（パジャマズ）
退院証明書	a certificate of discharge（ア サーティフィケイト オブ ディスチャージ）
貴重品	valuables（バリュエブルズ）

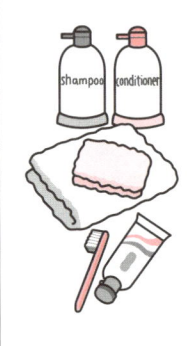

50

最重要フレーズ /Very Important Phrases

➕ I'll explain the procedure on the day of your admission.
（入院日の手続きを説明をします。）

➕ These are the necessary documents.
（こちらが必要書類です。）

➕ Do you have any questions?
（何か質問はございますか?）

➕ Please call this number if you have any questions.
（何かわからないことがありましたら、こちらにご連絡ください。）

重要ポイント /Useful Phrases

持ってきてもらうものを説明する際は "bring" を使用します。
"Please bring" ではじまるフレーズは、様々な用途や場面で用いることができますので、持ってきてもらう「モノ」にあたる単語もセットで覚えましょう。

➕ Please bring

- all your medications.
（薬をすべて持ってきてください。）
- eye drops or ointments.
（目薬や軟膏を持ってきてください。）
- your insurance card and patient ID card.
（保険証や診察券を持ってきてください。）
- your travel insurance documents.
（旅行保険書類を持ってきてください。）

第3章 職種別シーンマニュアル 受付事務（入院）

🔊 file・10 →53　　　　　　　　Date ／／／／／

入院手続き案内

基本

☐ 入院のご予定ですね。　　　　You are scheduled for admission.

入院日の手続きを伝える

☐ 入院日の手続きを説明します。　I'll explain the procedure on the day of your admission.

☐ まず、入院棟A・1階の入退院センターで手続きしてください。　First, go to the Admission and Discharge Center on the first floor of Inpatient Ward A for registration.

提出書類の確認

☐ こちらが必要書類です。　　　These are the necessary documents.

☐ 事前にこれらの欄へのご記入をお願いいたします。　Fill out these fields in advance, please.

☐ クレジットカードでお支払いの場合はこちらの用紙にもご記入ください。　If you're paying by credit card, please fill out this form.

☐ こちらに連帯保証人となる方の名前を記入してください。　Fill in the name of your joint guarantor here.

☐ 何か質問はございますか？　　Do you have any questions?

　　😊 ありません。　　　　　　No.

|持参品の確認|

- [ ] 現在、飲んでいる薬はありますか？

    Are you currently taking any medications?

    はい、あります。

    Yes, I am.

- [ ] それでは、それらの薬をすべて持ってきてください。

    In that case, please bring all your medications with you.

- [ ] 目薬や軟膏もあれば持ってきてください。

    Also, bring any eye drops or ointments you are currently using.

- [ ] お薬手帳もあれば持ってきてください。

    Also, bring your medication record booklet, if you have one.

- [ ] 自分で血糖測定をしていたら、その器具も持ってきてください。

    If you measure your blood sugar yourself, also bring in the device you are using.

    血糖値は測っていません。

    I don't measure my blood sugar.

- [ ] タオルやシャンプー、歯磨きなどの身の回り品は、ご自分でご用意ください。

    Please bring your own personal toiletry items such as towels, shampoo and toothpaste.

    病院では販売していますか？

    Do they sell those in the hospital?

- [ ] はい。1階の売店は24時間営業しており、そちらでご購入いただけます。

    Yes, you can buy them at the store on the first floor, which is open 24 hours a day.

- ☐ 説明は以上で終わりますが、何か質問はありますか？　　That concludes my explanation. Do you have any questions?

　　ありません。　　No.

- ☐ こちらが入退院センターの電話番号です。　　This is the telephone number for the Admission and Discharge Center.

- ☐ 何かわからないことがありましたら、こちらにご連絡ください。　　Please call this number if you have any questions.

　　わかりました。　　I see.

バリエーション

提出書類の確認

- ☐ 病棟ではこちらの3種類の書類を提出してください。　　Please hand in these three documents at the ward.

- ☐ まず、病衣を借りるか、借りないか選択してください。　　First, please decide whether or not you want to rent pajamas.

- ☐ こちらの用紙には、病気や生活について、看護師への要望を書いてきてください。　　On this form, write your requests for the nurse about your illness or lifestyle.

- ☐ こちらは転倒しやすさをチェックする用紙です。該当するすべての項目にチェックしてきてください。　　This is a form for checking how likely you are to experience a fall. Please check all the items which apply to you.

- ☐ こちらの書類について説明しました。
  That concludes my explanation of these documents.

- ☐ この3ヵ月以内に他の病院に入院していたことはありますか？
  Have you been admitted to any other hospitals in the last three months?

  🧑 はい、先月まで入院していました。
  Yes, I was in a hospital until last month.

- ☐ では、入院していた病院の退院証明書が必要になります。
  In that case, we will need the discharge certificate from your previous hospital.

【持参品の確認】

- ☐ 次に、貴重品の取り扱いについてご説明いたします。
  Next, I will explain how to safeguard your valuables.

- ☐ 保険証や診察券を持ってきてください。
  Please bring your insurance card and patient ID card with you.

- ☐ 現金でお支払いになる場合には10万円をお預かりします。
  If you are paying in cash, we will require a deposit of 100,000 yen.

- ☐ これは退院時の会計で精算します（入院費によっては返金します）。
  This will be given back at the time of your discharge, depending on the amount of your hospital fee.

Hospital Admission Application/Guarantee Form (Copy)
* Payment by credit card does not require a joint guarantor.

To the Director of the University of Tokyo Hospital,

While staying in the University of Tokyo Hospital, I promise to comply with the hospital regulations and instructions for medical treatment. The applicant and joint guarantor promise not to inconvenience the hospital with regard to the patient's personal issues or payment of medical expenses.

Patient's name		sex	M / F	Date of birth	year month day Age yrs month
				Occupation	
Address				Householder and relationship	
				Tel	
				Mobile	
Contact	(Name (relationship)) Please write the address and phone number of a person we can contact.			1. Place of employment 2. Family's house 3. School	Tel
					Mobile
Department admitted		(department)	Date of admission	year month day	

A person with parental authority or legal guardian (if the patient is a minor or in a state of reduced mental capacity)	Address		Name	
			Date of birth	year month day
	Place of employment/ Occupation		Tel	Home
				Work

Joint Guarantor *	Address				
	Name		Date of birth	year month day	Relationship with the applicant
	Place of employment/ Occupation		Tel	Home	
				Work	

*1 The patient must be the applicant. However, if the patient is a minor or in a state of reduced mental capacity, a person with parental authority or legal guardian shall apply. In such a case, also fill out the Patient field.
2. The joint guarantor shall be an identifiable person who earns a living independently and is able to pay the fee.
3. For a patient who has been admitted to this hospital in the last three months and submitted the admission application/guarantee form at the time, it is not necessary to fill out the Joint Guarantor field.

At this hospital, we do not answer inquiries by phone on whether certain patients stay in this hospital or their room numbers.

上は入院時に患者さんに書いていただく入院申込書です。こちらは日英併記ではなく、英語版のフォーマットを使用しています。

こちら（右ページ）は、外国人の患者さんと職員が一緒に、入院時の手順を確認するためのシートです。一枚の用紙に逆向きに配置し、向かい合って説明する際に日英の記載内容がわかるようにして使っています。

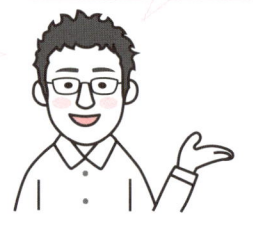

入院手続きについて

1. **診察券・保険証（日本または海外）の確認**
   ↓ 診察券、保険証、身分証をご提示ください。

2. **入院申込用紙への記入**
   ↓ 用紙の太枠内にご記入ください。

3. **病衣使用届・差額室料同意書への記入**
   ↓
   - 病衣を使用する場合はこの用紙にご記入ください。
   - 差額部屋に入る場合はこの用紙にご記入ください。

4. **支払方法・保証金の確認**
   支払方法はクレジットカード登録か現金かを選択できます。
   保証金は、クレジットカードを登録していただくか、現金10万円を預けていただくかの、どちらか一方を選択してください。
   また、申込用紙の連帯保証人の欄への記入が必要です。

Inpatient Registration

1. **Checking your patient ID card and insurance card (Japanese or non-Japanese)**
   ↓ Please show your patient ID card, insurance card and some personal identification.

2. **Filling out the inpatient application form**
   ↓ Please fill out the section of the form within the thick line.

3. **Filling out the notice for the use of pajamas and the consent form for additional room charges**
   ↓
   - Please fill out the form if you will use pajamas.
   - Please fill out the form if you will use an additional room.

4. **Checking your method of payment and deposit**
   You can choose to pay either by credit card or in cash.
   To provide a deposit, you can either register a credit card, or pay 100,000 yen in cash. Please tell us your decision.
   You'll also need to fill in the field for the joint guarantor on your application form.

第3章　職種別シーンマニュアル　受付事務（入院）

I 受付事務　4-②…入院窓口
（入院時）

入院時は本人確認をし、入院申込書や同意書などの必要書類を取得、入院費にかかる保証金の説明など、説明事項も多いですが、外国人の患者さんにきちんと理解していただきながら丁寧に進めていく必要があります。

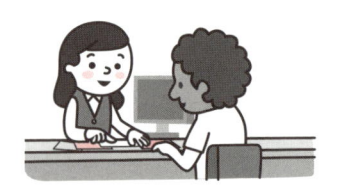

場面 /Situation　～ 外国人の患者さんが入院日に来訪されました ～

まずは**何も見ずに**音声を聞き、聞き取ることができたものにチェック（☑）を入れましょう。

□ 診察券を確認する　＞　□ 保険証等を確認する　＞　□ 病棟へ案内する　＞　□ 個室について説明する　＞　□ 保証金の精算方法を説明する

語彙 /Vocabulary

日本語を見て、瞬間的に英単語・フレーズ単位で英語が言えるように練習しましょう！

必要事項	ザ リクァイアード フィールズ the required fields
身分証明書	サム パーソナル アイデンティフィケイション some personal identification
（入院時の）お手続き	ザ レジストレイション プロセス the registration process
個室	ア プライベート ルーム a private room
医療費	ザ メディカル エクスペンスィズ フィーズ the medical expenses/fees
部屋代	ア ルーム チャージ a room charge
同意書	ディス コンセント フォーム (this) consent form
保証金	ザ デポジット the deposit
申込用紙	ユア アプリケイション フォーム (your) application form
高額	エクスペンスィブ expensive
診察券	ペイシェント アイディー カード patient ID card

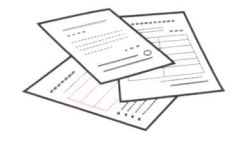

最重要フレーズ /Very Important Phrases

⊕ May I see your patient ID card?
（診察券を見せていただけますか？）

⊕ Please write your name, sex, date of birth, occupation, address, telephone number and the contact details of someone who can be contacted during your stay.
（氏名、性別、生年月日、職業、現住所、電話番号および患者さんが入院中に連絡のとれる方の連絡先を記入してください。）

⊕ Would you like to pay in cash, or by credit card?
（現金とクレジットカードのどちらで支払いますか？）

重要ポイント /Useful Phrases

入院費用を現金（保証金）で支払う場合とクレジットカードで支払う場合では手続きが違うため、それぞれの申込方法の定型文を説明できるように練習しましょう。

[保証金の申込み]

⊕ 10万円の保証金が必要です。

The deposit is 100,000 yen.

⊕ また、申込用紙の連帯保証人の欄も記入が必要となります。

You will also need to fill in the field for the joint guarantor on your application form.

⊕ 保証金を預かっていることを示す証明書ですので、保管してください。

Please keep this certificate showing that we have received your deposit.

[クレジットカードの申込み]

⊕ この用紙にご記入いただき、クレジットカードのご提示をお願いいたします。

Please fill out this form, and show me your credit card.

第3章 職種別シーンマニュアル　受付事務（入院）

file・11 →54　　　Date

入院時

基本

- [ ] おはようございます。　　Good morning.

- [ ] いかがいたしましたか?　　How can I help you?

    - 今日から入院します。　　*I'm going to be admitted today.*

    - 手続きをお願いします。　　*Can you register me?*

- [ ] わかりました。　　Yes, of course.

診察券を確認する

- [ ] 診察券を見せていただけますか?　　May I see your patient ID card?

書類に必要事項を記入してもらう

- [ ] この書類の必要事項を記入してください。　　Please fill out the required fields on this document.

- [ ] 氏名、性別、生年月日、職業、現住所、電話番号および患者さんが入院中に連絡のとれる方の連絡先を記入してください。　　Please write your name, sex, date of birth, occupation, address, telephone number and the contact details of someone who can be contacted during your stay.

    - 終わりました。　　*I've finished.*

- [ ] ありがとうございます。　　　Thank you.

[保険証等を確認する]

- [ ] 身分証明書を見せていただけますか？　　　Can you show me some personal identification?

- [ ] 保険証を見せていただけますか？　　　May I see your health insurance card?

- [ ] 確認のため、コピーをいただきます。　　　We will copy it for our records.

　　　わかりました、これです。　　　*Sure, here you are.*

- [ ] ありがとうございます。　　　Thank you.

- [ ] 以上でお手続きは終了です。　　　This is the end of the registration process.

[病棟へ案内する]

- [ ] 入院棟A、3階北側のスタッフステーションに上がってください。　　　Please go up to the staff station on the north side of the third floor of Inpatient Ward A.

- [ ] 到着しましたら、病棟クラークあるいは看護師にお声掛けください。　　　Speak to a member of the ward staff or a nurse on arrival.

　　　ありがとうございました。　　　*Thank you very much.*

第3章　職種別シーンマニュアル　受付事務（入院）

61

> バリエーション

[室料差額を説明する]

- ☐ 個室となるため、医療費とは別に、部屋代が必要となります。
  As the room is a private room, there's a room charge in addition to the medical expenses.

- ☐ このお部屋は1日につき21,600円の部屋代がかかります。
  This room costs 21,600 yen per day.

- ☐ この内容でよろしければ、この同意書に署名してください。
  If these details are acceptable, please put your signature on this consent form.

  4人部屋が空いたら移りたいのですが。
  If a four patient room becomes available, I'd like to move into it.

- ☐ 病棟でご相談ください。
  You can ask at your ward.

[保証金を説明する]

- ☐ 保証金についてお伺いいたします。
  I'd like to ask you about the deposit.

- ☐ 現金とクレジットカードのどちらで支払いますか?
  Would you like to pay in cash, or by credit card?

  現金の場合、預ける金額はいくらですか?
  How much is the deposit if I pay in cash?

- ☐ 10万円の保証金が必要です。
  The deposit is 100,000 yen.

☐ また、申込用紙の連帯保証人の欄も記入が必要となります。	You will also need to fill in the field for the joint guarantor on your application form.
保証金の10万円です。	*Here's the 100,000 yen in cash for the deposit.*
☐ ありがとうございます。	Thank you.
☐ 保証金を預かっていることを示す証明書ですので、保管してください。	Please keep this certificate showing that we have received your deposit.
☐ 支払いの時、支払い窓口に、この証明書を提出してください。	When you are discharged, hand in this certificate to the payment counter.

クレジットカード登録を説明する

クレジットカードで手続きをお願いします。	*I'd like to pay by credit card.*
☐ この用紙にご記入いただき、クレジットカードのご提示をお願いいたします。	Please fill out this form, and show me your credit card.
☐ ありがとうございます。	Thank you.
☐ クレジットカードをお返しします。	Here is your credit card back.
☐ こちらが申込書の控えです。	Here is your copy of the application form.

- ☐ 医療費は高額となる傾向があります。

    Medical fees can become expensive.

- ☐ クレジットカードの利用限度額によっては、引き落としができない場合があります。

    Depending on the credit limit of your card, it may not be possible to withdraw the necessary amount.

- ☐ 必要に応じて利用限度額を引き上げる手続きをしてください。

    You should apply for an increase in your credit limit, accordingly.

- ☐ 海外で発行されたクレジットカードの場合、当院で使用できない場合があります。

    Credit cards issued overseas may not work here.

- ☐ 退院時に金額が確定している場合は、自動支払機でお支払いください。

    If the total amount has been decided at the time of discharge, please pay your fee at the automatic payment adjustment machine.

- ☐ 自動支払機でお支払いいただく場合には、現金、クレジットカードのどちらでもお支払いいただけます。

    When you pay at the machine, you can use either cash or credit card.

- ☐ クレジットカードを使用する場合は4ケタの暗証番号が必要です。

    For credit cards, you will need your four-digit PIN number.

☐ 退院時に金額が確定していなければ、次回の外来時にお支払いください。	If the total amount has not been decided when you are discharged, please make your payment at the next follow up visit.
☐ 来院がない場合は、後日病院側で自動決済をいたします。その後、領収書を登録の住所へ郵送します。	If you will not return to the hospital, fees will be automatically charged by us later. After that, we will send the receipt to your preferred address.

コラム7　数字の伝え方について

　英語で1から100までの数を言える方も、桁数が多くなり、端数が複雑になると、途端に混乱してしまうことはありませんか？ 日本語は4桁毎に単位が変わりますが、英語は3桁毎に単位が変わります。

■日本語　　　　　　　　　　■英語
　　　　1 0000（1万）　　　　　1 000（one thousand）
　　1 0000 0000（1億）　　1 000 000（one million）
1 0000 0000 0000（1兆）　1 000 000 000（one billion）

　たとえば「133,330円」は、"one hundred thirty three thousand, three hundred thirty yen"と表現しますが、即座に日本語から英語に変換して言える方は多くはいらっしゃらないのではないでしょうか。

　大きい数字を表現する際には、さらにもう一つ問題があります。13（thirteen）と30（thirty）等の「ティーン」と「ティー」の発音です。文字にすると違いは明確ですが、発音する際には誤解が生じないよう、十分に注意する必要があります。

　「数字」に関する表現を正確に覚えて使用することはもちろん大切ですが、無理にすべてを英語で発音する必要はありません。説明の際は、電卓を使用したり、紙に書いたりして、耳だけではなく目でも確認していただきましょう。電話で伝えなければならない時には、コンマの前後で区切って表現することも有効です。（例：one three three コンマ　three three zero イェン）

I 受付事務　4-③…入院窓口（退院時）

退院時は「入院時に保証金で申込み」をされたか、「クレジットカードで申込み」をされたかを確認し、その後、「自動支払機」での精算か、「窓口」での精算かを確認して、ご案内しています。

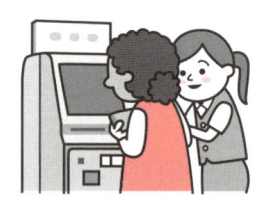

場面/Situation　〜 外国人の患者さんが退院日を迎えました 〜

まずは**何も見ずに**音声を聞き、聞き取ることができたものにチェック（☑）を入れましょう。

- □ 入院費用を伝える
- □ 支払方法を確認する
- □ クレジットカードによる精算方法を伝える
- □ 現金での精算方法を伝える
- □ 支払いができない場合の精算方法を伝える

語彙/Vocabulary

日本語を見て、瞬間的に英単語・フレーズ単位で英語が言えるように練習しましょう！

自動支払機	the automatic payment adjustment machine （ズィ オートマティック ペイメント アジャストメント マシーン）
暗証番号	PIN number （ピン ナンバー）
領収書	receipt （レスィート）
入院費	the inpatient charge （ズィ インペイシェント チャージ）
決済後	after payment （アフター ペイメント）
預かり証	the deposit certificate （ザ デポジット サーティフィケイト）
紛失する	lose （ルーズ）
計算担当	the cashier （ザ キャシィアー）
残りの金額	the outstanding amount （ズィ アウトスタンディング アマウント）
署名	sign （サイン）

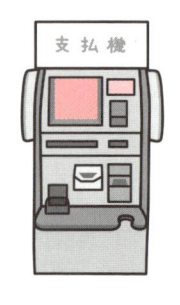

最重要フレーズ / Very Important Phrases

➕ **The charge for your inpatient treatment is 350,000 yen.**
（あなたの入院費は35万円です。）

➕ **Please pay at the automatic payment adjustment machine.**
（自動支払機にて支払いをお願いいたします。）

➕ **Your charge for inpatient treatment hasn't been fixed yet.**
（あなたの入院費はまだ確定していません。）

重要ポイント / Useful Phrases

入院費用が確定しておらず、精算することができない場合のために、クレジットカード決済の方法についてスムーズに説明できるよう練習をしましょう。
（※入院時に、クレジットカードによる入院費用支払いの申込みをしている場合）

➕ 10日前後で登録のクレジットカードで決済いたします。
We will charge the credit card you have registered, in about ten days.

➕ 決済後、領収書を登録の住所に送付します。
After payment, a receipt will be sent to your registered address.

➕ 領収書を送付する住所はこの住所でよろしいですか？
Is this the correct address to send the receipt to?

🔊 file・12 → 55　　　　　　　　　　　　　Date

退院時

基本

- [ ] ご用は何ですか？　　　　　　　　How can I help you?

  　明日退院する予定です。　　　　　*I'll be discharged tomorrow.*

  　どのように会計を済ませれ　　　　*How should I pay?*
  　ばよいですか？

- [ ] 診察券を見せてください。　　　　Let me see your patient ID card, please.

- [ ] 確認のため、リストバンドを見せ　May I see your wristband for confirmation, please?
  ていただけますか？

- [ ] ありがとうございます。少々お　　Thank you. Wait a moment, please.
  待ちください。

入院費用を伝える

- [ ] あなたの入院費は35万円です。　The charge for your inpatient treatment is 350,000 yen.

支払方法を確認する

- [ ] お支払方法はどうなさいますか？　How would you like to pay? Credit card or cash?
  クレジットカードで行いますか？
  それとも現金で行いますか？

  　クレジットカードにします。　　　*I'll pay by credit card.*

68

□ では、自動支払機にて支払いをお願いいたします。	Then, please pay at the automatic payment adjustment machine.
□ （こちらのキーパッドへ）クレジットカードの暗証番号を入力してください。	Please enter your credit card PIN number on this keypad.
わかりました。	*OK.*
□ これが領収書です。	Here is your receipt.
ありがとうございました。	*Thank you very much.*

バリエーション

次回来院時に支払い可能であることを伝える

□ あなたの入院費はまだ確定していません。	Your charge for inpatient treatment hasn't been fixed yet.
□ 登録された電話番号に入院費を連絡することもできます。	We can inform you of the inpatient charge by using the phone number you have registered.
□ 次回外来受診時には確定していると思います。	The charge should be fixed by the time of your next outpatient consultation.
□ その時にお支払いください。	You can pay then.

[クレジットカード登録による精算方法を伝える]

- ☐ 10日前後で登録のクレジットカードで決済いたします。

  We will charge the credit card you have registered, in about ten days.

- ☐ 決済後、領収書を登録の住所に送付します。

  After payment, a receipt will be sent to your registered address.

- ☐ 領収書を送付する住所はこの住所でよろしいですか？

  Is this the correct address to send the receipt to?

  はい。

  Yes.

[保証金の精算方法を伝える]

- ☐ 預かり証を持参してください。

  Please bring the deposit certificate you received.

- ☐ 預かり証を紛失している場合は、身分証明書を持参してください。

  If you've lost the deposit certificate, please bring your personal identification.

- ☐ 保証金を預けておきたくない場合は、クレジットカードを登録してください。

  If you don't wish to leave a deposit, please register a credit card.

  領収書の明細をいただけますか？

  Can I have a breakdown of the charges on the receipt?

- ☐ 計算担当に確認いたします。少々お待ちください。

  I'll check with the cashier. Please wait a moment.

支払いができない場合の支払い方法を伝える

[支払いが35万円であることを伝える]

> 高額すぎて本日お支払いができません。

This is too much for me to pay today.

☐ 本日、いくら支払うことができますか？

How much can you pay today?

> 20万円です。

200,000 yen.

☐ 差し引きした残りの金額は5万円になります。

The outstanding amount is 50,000 yen.

☐ この部分に署名をしてください。

Sign here.

> どうぞ。

Here you are.

☐ 次回はいつ来院されますか？

When is your next visit?

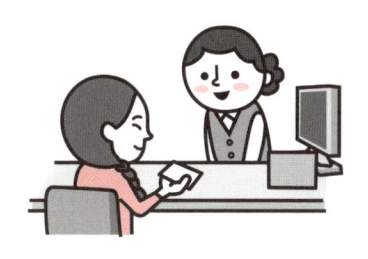

I 受付事務　5-①…検診窓口
（来所時・受付時・ロッカー案内）

　検診や人間ドックに来られる方々は病気を治療する「患者さん」ではないので、「受診者さん」としての接遇がポイントです。検診前は必要書類や持参検体の確認、検査内容や予定を伝えるなどの作業が重なるため、漏れのない手続きが求められます。

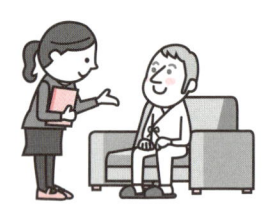

場面/Situation　～外国人の受診者さんが検診に訪れました～

まずは**何も見ずに**音声を聞き、聞き取ることができたものにチェック（☑）を入れましょう。

□身分証明等を確認する ＞ □同意書等を確認する ＞ □検査予約内容を確認する ＞ □ロッカーに案内する ＞ □貴重品の取り扱いについて説明する

語彙/Vocabulary

日本語を見て、瞬間的に英単語・フレーズ単位で英語が言えるように練習しましょう！

運転免許証	ドライバーズ ライセンス driver's license
顔写真	ア フェイシャル フォトグラフ a facial photograph
採尿	ユーリン サンプル urine sample
採便	ストゥール サンプル stool sample
検尿する	コレクト ズィ ユーリン サンプル collect the urine sample
検査結果	ザ リザルツ the results
ロッカー室	ザ ドレッシング ルーム the dressing room ザ ロッカー ルーム /the locker room
空いているロッカー	アン エンプティ ロッカー an empty locker
検査着	ア ホスピタル ガウン a hospital gown
貴重品	バリュエブルズ valuables

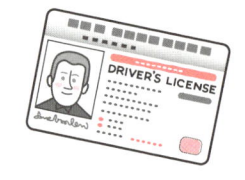

最重要フレーズ / Very Important Phrases

➕ **Good morning. May I have your name, please?**
（おはようございます。お名前を教えてください。）

➕ **We need to confirm your identification with your date of birth and a facial photograph.**
（生年月日と顔写真の確認をいたします。）

➕ **Here are your appointment details. Please confirm that they are correct.**
（本日の検査予約内容の確認です。正しい内容となっているかご確認ください。）

重要ポイント / Useful Phrases

持参資料が足りない場合など、「その場合はどうしたらよいのか」を明確に指示できるように練習しましょう。

➕ 検体はもう1本ありますか？
Do you have another sample?

➕ 1週間以内にお届けください。
Please bring another sample within a week.

➕ 準備が整ったら、ロビーでお待ちください。担当看護師がお伺いします。
When you are ready, please wait in the lobby. Your nurse will come soon.

🔊 file・13 →56　　　　　　　　　Date ／／／／／

来所時

> 基本

- [ ] おはようございます。お名前を教えてください。　　Good morning. May I have your name, please?

　　　スミスです。　　　　　　　　*I'm Smith.*

- [ ] これが、あなたの番号札です。　This is your number ticket.
- [ ] ロビーでお待ちください。　　Please wait in the lobby.

🔊 file・14 →57　　　　　　　　　Date ／／／／／

受付時

> 基本

- [ ] お待たせいたしました。　　Thank you for waiting.
- [ ] こちらにおいでください。　Please come this way.
- [ ] 番号札をいただけますか？　Could I have your hospital identification number?

> 診察券を確認する

- [ ] 当院を受診するのは初めてですね？　Is this your first visit here?
- [ ] こちらが診察券です。　　This is your patient ID card.

身分証明等を確認する

- [ ] パスポートか運転免許証を拝見いたします。

  May I see your passport or driver's licence, please?

- [ ] 生年月日と顔写真の確認をいたします。

  We need to confirm your identification with your date of birth and a facial photograph.

- [ ] 診察券は検査終了後にお渡しいたします。

  We will return the patient ID card to you after your examinations are finished.

同意書・採尿等を受け取る

- [ ] 問診票、胃カメラの同意書、生検の同意書をご提出ください。

  Could I have your questionnaire and consent forms for the gastroscopy and biopsy, please?

- [ ] 同意書に署名がないようなので、こちらにご署名ください。

  Your signature is missing here. Could you please sign here?

- [ ] 採尿、採便をご提出ください。

  Could I have a urine and stool sample?

- [ ] 検尿は何時に採取されましたか?

  What time did you collect the urine sample?

検査予約内容・スケジュールを確認する

- [ ] 住所、名前、生年月日が正しいか確認してください。

  Could you check that your address, name and date of birth are correct?

- [ ] ご希望の住所に検査結果をお送りいたします。

  We will send the results to your preferred address.

- [ ] 本日の検査予約内容の確認です。正しい内容となっているかご確認ください。

  Here are your appointment details. Please confirm that they are correct.

- [ ] 本日の検査スケジュールはこのようになっております。

  This is your test schedule for today.

ロッカーへ案内する

- [ ] ロッカー室にご案内いたします。

  I'm going to take you to the dressing room.

バリエーション

持参物が足りない場合の対応方法を伝える

- [ ] 検体はもう1本ありますか？

  Do you have another sample?

- [ ] 1週間以内にお届けください。

  Please bring another sample within a week.

🔊 file・15 →58　　Date ／／／／／

ロッカー案内

基本

- [ ] こちらがロッカー室です。

  This is the locker room.

- [ ] 空いているロッカーをご利用ください。

  Please use an empty locker.

検査着へ着替えてもらう

- [ ] こちらが検査着です。　　This is a hospital gown.

- [ ] これに着替えてください。　　Please change into this.

- [ ] 下着はそのままでかまいません。　　Please keep your underwear on.

スリッパの位置を伝える

- [ ] スリッパはロッカーにございます。　　There are slippers in the lockers.

- [ ] 靴はロッカーに入れ、スリッパをご利用ください。　　Please put your shoes in the locker, and wear the slippers.

- [ ] 靴下は、はいたままで結構です。　　Please keep your socks on.

トイレの場所を伝える

- [ ] トイレは、出たところにあります。　　The restroom is outside.

- [ ] 準備が整ったら、ロビーでお待ちください。　　When you are ready, please wait in the lobby.

- [ ] 担当看護師がお伺いします。　　Your nurse will come soon.

バリエーション

外してもらうものを説明する（女性の場合）

- [ ] パンティーストッキングは、脱いでください。　　Remove your stockings, please.

☐ ボディースーツ、ブラジャーは脱いでください。	Remove your bodysuit and bra, please.
☐ Tシャツと靴下をご用意しております。	We will provide you with a T-shirt and socks.
☐ ネックレスは外してください。	Remove your necklace, please.

> 貴重品の管理方法を伝える

| 😀 貴重品は、どこに置きますか？ | *Where can I put my valuables?* |
| ☐ ロッカーに入れていただき、鍵をかけてご自分で管理してください。 | Place your valuables in your locker, and please hold on to your key. |

> 携帯電話の携帯方法について伝える

| 😀 携帯電話は、持っていてもいいですか？ | *Can I bring my cell phone with me?* |
| ☐ 持っていてもかまいませんが、マナーモードに設定してください。 | Yes, but set it to vibration mode. |

コラム8 「トイレ」の言い方

　「お手洗い・トイレ」を表す単語の言い方ひとつで、その話者の出身国（またはどこで英語を学習したか）が把握できる場合があります。こちらから伝える場合、大多数の外国人には、"lavatory" で伝わりますが、以下の語彙も覚えるとよいでしょう。

- Where's the restroom?（アメリカ）
- Where's the bathroom?（アメリカ）
- Where's the washroom?（カナダ）
- Where's the toilet?（イギリス）
- Where's the men's room?（アメリカ）
- Where's the women's/lady's room?（アメリカ）
- Where's the gents?（イギリス）
- Where's the ladies?（イギリス）

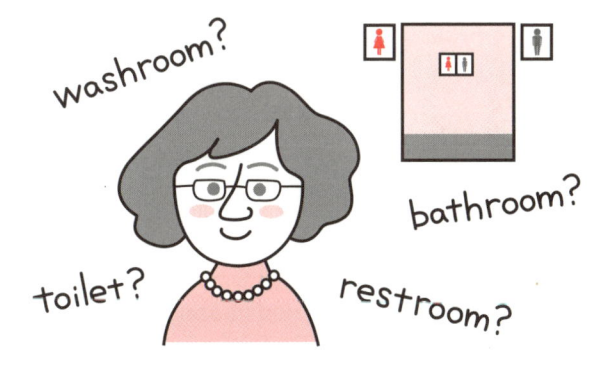

I 受付事務　5-②…検診窓口（終了時）

検診後は結果の通知方法や会計手続を伝える必要があります。結果によっては受診が必要となるケースもあるため、受診に関する情報も合わせて提供します。

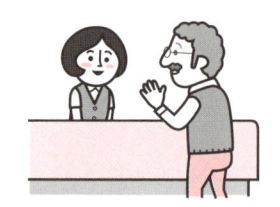

場面/Situation　～ 外国人の患者さんが検診を終えました ～

まずは何も見ずに音声を聞き、聞き取ることができたものにチェック（☑）を入れましょう。

- □ 仮結果表を渡す
- □ 医師との面談について伝える
- □ 支払方法を伝える
- □ 受診予約の方法を伝える
- □ 駐車券の割引サービスを伝える

語彙/Vocabulary

日本語を見て、瞬間的に英単語・フレーズ単位で英語が言えるように練習しましょう！

仮の結果票	the preliminary results（ザ プリミナリィ リザルツ）
正式な結果票	the official results（ズィ オフィシャル リザルツ）
日本で発行されたクレジットカード	a credit card issued in Japan（ア クレディット カード イシュード イン ジャパン）
初診予約	the initial appointment（ズィ イニシャル アポイントメント）
予約センター	the Reservation Center（ザ ゥリザベーション センター）
連絡先	the contact number（ザ コンタクト ナンバー）
診察券の裏側	on the back of your patient ID card（オン ザ バック オブ ユア ペイシェント アイディー カード）
駐車券	a parking ticket（ア パーキング ティケット）
1階	the first floor（ザ ファースト フロア）
割引	discount（ディスカウント）

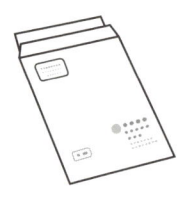

最重要フレーズ /Very Important Phrases

➕ We will send the official results later.
（正式な結果票は後日お送りいたします。）

➕ You will get them in about three weeks.
（だいたい3週間後に届く予定です。）

➕ Thank you for coming in today.
（本日はお疲れ様でした。）

重要ポイント /Useful Phrases

精算方法に関連するフレーズは、非常に重要です。スムーズにご案内できるように練習しましょう。

➕ 会計は1階8番窓口の自動支払機で行ってください。
You can pay at the automatic payment adjustment machine at Counter No. 8 on the first floor.

➕ この診察券を機械に入れてください。
Please insert this patient ID card into the machine.

➕ 現金あるいは、日本で発行されたクレジットカードでの利用が可能です。
You can only pay in cash or with a credit card issued in Japan.

➕ 銀行振替用紙をご用意いたします。
I'll prepare a bank transfer form.

第3章 職種別シーンマニュアル　受付事務（検診）

81

🔊 file・16 →59　　　　　　　　　Date ／／／／／

終了時

> 基本

[仮結果票、同意書の控えを渡す]

- ☐ スミスさん、お待たせいたしました。
  Mr. Smith, thank you for waiting.

- ☐ 受付窓口に来てください。
  Please come to the reception counter.

- ☐ 仮の結果票と、胃カメラの同意書の控えです。
  Here are the preliminary results of your examination, and a copy of the consent form for the gastroscopy.

[検査結果の郵送について伝える]

- ☐ 正式な結果票は後日お送りいたします。
  We will send the official results later.

- ☐ だいたい3週間後に届く予定です。
  You will get them in about three weeks.

[医師との面談が可能であることを伝える]

- ☐ 正式な結果表を受け取った後、希望があれば、医師との面談を予約できます。
  After you receive the official results, you may make an appointment with a doctor, if you'd like.

[メールアドレスを伝える]

- ☐ このアドレスにメールしてください。
  Please contact us by E-mail at this address.

☐	診察券をお渡しいたします。	Here is your patient ID card.

支払方法を伝える

☐	会計は1階8番窓口の自動支払機で行ってください。	You can pay at the automatic payment adjustment machine at Counter No. 8 on the first floor.
☐	この診察券を機械に入れてください。	Please insert this patient ID card into the machine.
☐	現金あるいは、日本で発行されたクレジットカードでの利用が可能です。	You can only pay in cash or with a credit card issued in Japan.
	現金、日本で発行されたクレジットカードも持っていません。	*I don't have any Japanese currency or a credit card issued in Japan with me.*
☐	わかりました。銀行振替用紙をご用意いたします。	I see. I'll prepare a bank transfer form.
☐	ロビーでお待ちください。	Please wait in the lobby.
☐	本日はお疲れ様でした。	Thank you for coming in today.
☐	気をつけてお帰りください。	Take good care of yourself.

> バリエーション

受診予約の方法を伝える

- ☐ 担当医師が皮膚科への紹介状を入力しています。
  Your doctor is preparing a letter of referral for the Dermatology Department.

- ☐ 1階の5番窓口で、初診予約をお取りください。
  Please make your initial appointment at Counter No. 5 on the first floor.

  - 今は、自分のスケジュールがわかりません。
    I don't know my schedule now.

- ☐ 予約センターに電話をして診察予約を取ることも可能です。
  You can make an appointment by calling the Reservation Center.

- ☐ 予約センターの連絡先は、診察券の裏側に記載されています。
  The contact number for the Reservation Center is on the back of your patient ID card.

駐車券の割引サービスを伝える

- ☐ 駐車券はお持ちですか？
  Do you have a parking ticket?

- ☐ 駐車券は1階の受付で割引を受けることができます。
  You can get a discount at reception on the first floor.

● 東大病院の主な施設・設備名称

総合案内	General Information
初診窓口	Initial Consultation / First Visit Service
再診窓口	Follow-up Visits Service
予約窓口	Appointment Service
計算窓口	Billing Service
会計窓口	Cashier Service
医療福祉・文書窓口	Medical Welfare, Counseling, and Medical Certificates Service
お薬窓口（院内薬局）	Prescription Counter
救急外来受付（時間外受付）	Emergency / After Hours Reception
X線撮影受付	Diagnostic Imaging / X-Ray Reception
MRI受付	MRI Reception
シンチグラム受付	Nuclear Medicine / Scintigraphy Reception
放射線治療受付	Radiation Therapy Reception
採血・採尿受付	Clinical Diagnostics Laboratory Reception
生理検査受付	Physiological Examination Reception
内視鏡受付	Endoscopy Reception
血液浄化療法部	Department of Hemodialysis and Apheresis
分娩室	Labor-delivery Room Area
栄養相談室	Nutrition Counseling Room
検診部（人間ドック）	The Center for Preventive Medicine (Health Screening Reception)
地域医療連携部	Medical Community Network and Discharge Planning Service
入退院センター	Admission / Discharge Center
防災センター・警備室	Disaster-Prevention Center・Security Office
喫茶・コーヒーショップ	Coffee shop
食堂・レストラン	Restaurant
売店・コンビニエンスストア	Convenience Store
郵便局	Post Office
理髪店	Barber
ラウンジ	Patient Lounge
院内学校	In-house School
多機能トイレ	Multipurpose Toilet
公衆電話	Public Telephone
授乳室	Nursing Room
コインロッカー	Coin Locker
エレベーター	Elevator
階段	Stairs
テラス・休憩スペース	Terrace・Patient Rest Area
ATM	ATM (Automatic Teller Machine)
駐車場	Car Park
タクシー乗り場	Taxi Stand
バス乗り場	Bus Stop

第3章 職種別シーンマニュアル…受付事務（検診）

II 看護師　1-①…外来（問診）

医師の診療前でも、具合の悪そうな患者さんには声を掛けて訴え・症状を聞き、対応の緊急性や感染症疑いの場合は隔離する等の判断をするなど、適切な対応をすることが看護師の重要な役割です。

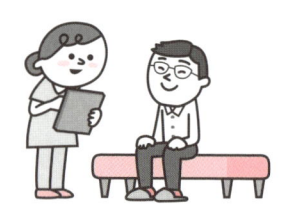

場面/Situation　～ 外国人の患者さんに問診します ～

まずは**何も見ずに**音声を聞き、聞き取ることができたものにチェック（☑）を入れましょう。

□ 痛みの程度を確認する　□ 吐き気等の症状を確認する　□ 喉の痛み、咳について確認する　□ 歩行の可否を確認する　□ 胸の痛みの有無を確認する

語彙/Vocabulary

日本語を見て、瞬間的に英単語・フレーズ単位で英語が言えるように練習しましょう！

吐く	throw up / vomit（スロー アップ／ボーミット）
食事	meal（ミール）
頭痛	headache（ヘデイク）
喉の痛み	sore throat（ソア スロート）
咳	cough（コフ）
腫れる	become swollen（ビカム スウォルン）
胸痛	chest pain（チェスト ペイン）
締め付けられるような痛み	a squeezing pain（ア スクィーズィング ペイン）
脈打つような痛み	a throbbing pain（ア スロビング ペイン）

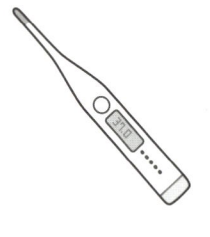

最重要フレーズ /Very Important Phrases

➕ Can you describe where the pain is, and how you got it?
（どこが痛みますか？ どうなさいましたか？）

➕ Is the pain spreading?
（痛みは広がっていますか？）

➕ Do you have a headache?
（頭痛はありますか？）

➕ Do you have a fever?
（熱はありますか？）

➕ What did you vomit? How much did you vomit?
（どのようなものを吐きましたか？ どれくらい吐きましたか？）

重要ポイント /Useful Phrases

「どうなさいましたか？」にはじまる一連の症状の確認フレーズは、日本語で問診するのと同じくらいスムーズに言えるよう、"動きながら"音読しましょう。

➕ どうなさいましたか？ — What is the problem?

➕ 他に変わった症状はありますか？ — Are there any other unusual symptoms?

➕ こちらの足を曲げることはできますか？ — Can you bend this leg?

➕ 胸のどのような痛みですか？ — Can you describe your chest pain?

🔊 file・17 →60　　　　　　　　　　　　Date ☐/☐/☐/☐

問診　　　　　　　　　　　　（⇒第4章 イラスト②③④参照）

> 基本

- ☐ どうなさいましたか？　　　What is the problem?
- ☐ 熱はありますか？　　　　　Do you have a fever?

> 痛みの程度、開始時期、間隔を確認する

- ☐ どこが痛みますか？ どうなさいましたか？　Can you describe where the pain is, and how you got it?
- ☐ いつから痛いですか？　　　When did it start?
- ☐ 痛みは強くなっていますか？　Has the pain been getting worse?
- ☐ 痛みは強くなったり弱くなったりしますか？　Is the pain on and off?
- ☐ 他に変わった症状はありますか？　Are there any other unusual symptoms?

> 吐き気・頭痛の有無、吐いたものの種類・量などを確認する

- ☐ 吐き気はありますか？　　　Do you feel like vomiting?
- ☐ 最後に食べた食事はなんですか？　What was your last meal?
- ☐ どのようなものを吐きましたか？　What did you vomit?
- ☐ どれくらい吐きましたか？　How much did you vomit?
- ☐ 血液を吐きましたか？　　　Did you vomit blood?
- ☐ 頭痛はありますか？　　　　Do you have a headache?

[喉の痛み・咳の有無を確認する]

- □ 喉は痛いですか？　　　　　　　　Do you have a sore throat?
- □ 咳は出ますか？　　　　　　　　　Do you have a cough?

[歩行の可否を確認する]

- □ こちらの足を曲げることはできますか？　Can you bend this leg?
- □ 歩けますか？　　　　　　　　　　Can you walk?
- □ 腫れていますか？　　　　　　　　Has it become swollen?

[胸の痛みの有無、痛みの種類を確認する]

- □ 胸のどのような痛みですか？　　　Can you describe your chest pain?
- □ 痛みは広がっていますか？　　　　Is the pain spreading?
- □ 締め付けられるような痛みですか？　Is it like a squeezing pain?
- □ 脈打つような痛みですか？　　　　Is it a throbbing pain?

コラム9 "vomit" "throw up" "ill" "sick" のいろいろ

　"How are you feeling today?"（体調はいかがですか？）という問いかけに対して、アメリカ英語を話す患者さんは "I feel sick."、イギリス英語を話す患者さんは "I feel ill." というように、具合の悪さを表現する傾向があります。

　"Have you vomited?"（嘔吐しましたか？）または "Are you vomiting?"（嘔吐していますか？）という問いかけに対しては、アメリカ人の患者さんは、"I've thrown up."（はい、嘔吐しました。）"I've been throwing up."（ずっと吐いています。）"I threw up before I came here."（ここに来る前に吐きました。）と回答することがあります。

　これに対しイギリス人の患者さんの場合は、"嘔吐する（vomit）" という意味で "sick" を用いることもあります。（例：I've been sick. ずっと具合が悪く、嘔吐している。／ I was sick two times last night. 昨夜、2度吐きました。）

第3章　職種別シーンマニュアル　看護師（外来）

II 看護師

1-② …外来（遅延案内）

看護師の業務は多種多様ですが、特に外来では予約制でも生じがちな待ち時間への配慮は大切です。体調不良の中で順番を待つことは誰しも不安になるので、やむを得ない状況が生じていることや待ち時間の目安等の説明をするよう心掛けています。

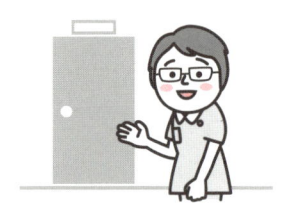

場面/Situation 〜 外国人の患者さんが診察を待っています 〜

まずは**何も見ずに**音声を聞き、聞き取ることができたものにチェック（☑）を入れましょう。

□ 遅延を伝える → □ すぐにご案内できないことを伝える → □ 現状を伝える → □ 次の検査に向かうように伝える → □ 呼び出しの仕組みを伝える

語彙/Vocabulary

日本語を見て、瞬間的に英単語・フレーズ単位で英語が言えるように練習しましょう！

遅れ	delay（ディレイ）
緊急の対応	emergency cases（エマージェンシー ケイスィズ）
診察時間	the length of each consultation（ザ レンス オブ イーチ コンサルティション）
診療内容	the details of the consultation（ザ ディテイルズ オブ ザ コンサルティション）
只今	at the moment（アット ザ モーメント）
採血	blood tests（ブラッド テスツ）
中央診療棟	the Central Clinical Service Building（ザ セントラル クリニカル サービス ビルディング）
診察室番号	the consultation room number（ザ コンサルティション ルーム ナンバー）
呼び出しベル	pager（ペイジャー）
表示する	appear（アピアー）

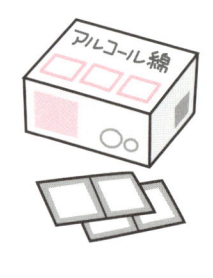

最重要フレーズ / Very Important Phrases

⊕ **There is currently a delay of 50 minutes. Please wait.**
（現在、50分の遅れが生じております。お待ちください。）

⊕ **There's a delay because we haven't received the data we need for your consultation yet. Please wait a moment.**
（診察に必要なデータがまだ揃っていないので、今しばらくお待ちください。）

⊕ **We can't tell you how much time it'll take before your consultation.**
（あと何分で診察です、というご案内はできません。）

重要ポイント / Useful Phrases

診察の前にはデータが揃っていなければならないこと、一人当たりの診察時間は異なること等、「なぜ」遅れているのかを明確に説明できるようにしましょう。

⊕ 検査結果が出てから医師が診察いたします。
You'll receive a consultation when the test results become available.

⊕ ただいま、10時30分の予約の方を診察しています。
At the moment, the consultation reservations for 10:30 are in progress.

⊕ 1人あたりの診察時間は、診療内容により変わります。
The length of each consultation depends on the details of each case.

第3章 職種別シーンマニュアル……看護師（外来）

🔊 file・18 →61　　　　　　　　　　　Date ／／／／／

遅延案内

基本

遅れが生じていることを伝える

☐ お待たせしてすみません。	I'm sorry to have kept you waiting.
☐ 現在、50分の遅れが生じております。	There is currently a delay of 50 minutes.
☐ お待ちください。	Please wait.
☐ 本日は患者数が多く、緊急患者の対応に追われています。	There are a lot of patients today, and we're busy handling emergency cases.
☐ 診察に必要なデータがまだ揃っていないので、今しばらくお待ちください。	There's a delay because we haven't received the data we need for your consultation yet. Please wait a moment.
☐ 1人あたりの診察時間は診療内容により変わります。	The length of each consultation depends on the details of each case.
☐ あと何分で診察です、というご案内はできません。	We can't tell you how much time it'll take before your consultation.

現時点で呼ばれている時間帯を伝える

☐ ただいま、10時30分の予約の方を診察しています。	At the moment, the consultation reservations for 10:30 are in progress.

92

☐	あなたは 3 番目ぐらいです。	You are about third in line.
☐	検査結果が出てから医師が診察いたします。	You'll receive a consultation when the test results become available.
☐	診察より前に中央診療棟 1 の 2 階 23 番へ採血に行ってください。	Before your consultation, please go to Counter No. 23 on the second floor of the Central Clinical Service Building No.1 to give a blood sample.
☐	呼び出しベルが鳴った際に、ベルの画面に表示される数字が診察室番号となります。	The room number for today's consultation will be the number which appears on the screen of the pager receiver when it rings.

コラム 10 "Are you fine?"

病院を訪れる人で、"fine（健康）" な人はほとんどいないと考えてもいいでしょう。患者さんに異常（問題）がないかどうか、具合がどうなのかを聞きたい時には、以下の表現を用いましょう。

— Are you feeling okay now?（お加減はいかがでしょうか？）
— Do you feel any pain?（痛みは感じますか？）
— Is everything all right now?（すべては順調ですか？）

— Sorry if you're feeling any pain, but it will subside/go away soon.
（痛みを感じていらっしゃると思うのですが、まもなくその痛みは治まります。）

— I know it's painful now, but you'll feel better very soon.
（痛いでしょう、よくわかります。すぐに治まるので大丈夫です。）

II 看護師　1-③…外来（注射処置）

注射処置は、患者さんの緊張を和らげながら、かつ、安全に実施することが求められます。外来ではフルネームと生年月日をご自身で告げていただき、ご本人確認をすることからはじめます。正確にアレルギーの有無を聞き、投与中の様子を確認することが重要です。

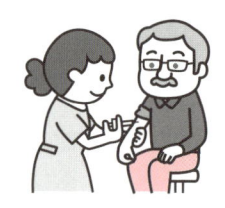

場面/Situation 〜外国人の患者さんへ注射をします〜

まずは**何も見ずに**音声を聞き、聞き取ることができたものにチェック（☑）を入れましょう。

- □ 医師からの説明の有無を確認する
- □ アルコールアレルギーの有無を確認する
- □ 注射中の症状を確認する
- □ 注射後の禁止事項を伝える
- □ 予防接種の有無を確認する

語彙/Vocabulary

日本語を見て、瞬間的に英単語・フレーズ単位で英語が言えるように練習しましょう！

注射	an injection （アン インジェクション）
アルコール綿	alcohol swabs （アルコホール スワブズ）
皮下注射	a subcutaneous injection （ア サブキュテニアス インジェクション）
薬剤の吸収効果	the absorption of the medication （ズィ アブゾープション オブ ザ メディケイション）
アレルギー反応	an allergic response （アン アラージック レスポンス）
かゆみ	itching （イッチング）
息苦しさ	discomfort when breathing （ディスコンフォート ウェン ブリーズィング）
腕	an arm （アン ナーム）
臀部	buttocks （ボトックス）
予防接種	preventive injections （プリベンティブ インジェクションズ）

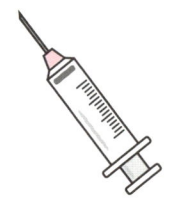

最重要フレーズ /Very Important Phrases

⊕ **Do alcohol swabs give you a rash?**
（アルコール綿でかぶれることはありますか?）

⊕ **Do you feel numbness in your fingertips?**
（指先はしびれませんか?）

⊕ **Do you feel unwell?**
（気分は悪くないですか?）

重要ポイント /Useful Phrases

処置後の禁忌事項について、スムーズに説明できるように、実際に手を動かしながら、何度も音読しましょう。

⊕ 薬剤の吸収効果を高めるために、自分でも注射部位を軽く揉んでください。	You can also gently massage the place where you were injected yourself, to improve the absorption of the medication.
⊕ 今日は入浴、シャワー浴をしてはいけません。	Do not take a bath or shower today.
⊕ 今日はアルコールを摂取してはいけません。	Do not drink any alcohol today.
⊕ 今日は激しい運動をしてはいけません。	Do not do any strenuous exercise today.

第3章 職種別シーンマニュアル —— 看護師（外来）

🔊 file・19 →62　　　　　　　　　　　Date ／／／／／

注射処置

基本

[医師からの説明の有無を確認する]

☐ 注射の目的と方法、その他重要点について医師からどのような説明を受けていますか？
What did the doctor explain to you about the injection and procedures, and other important points?

☐ これから痛み止めの注射をします。
I'm going to give you a painkiller injection.

[アルコールアレルギーの有無を確認する]

☐ アルコール綿でかぶれることはありますか？
Do alcohol swabs give you a rash?

☐ 皮下注射をします。
I'm going to give you a subcutaneous injection.

[注射中のしびれを確認する]

☐ 指先はしびれませんか？
Do you feel numbness in your fingertips?

☐ 終了です。
It's finished.

☐ 注射部位を揉んではいけません。薬剤の吸収効果を妨げます。
Don't massage the place where you were injected, because this will worsen the absorption of the medication.

|副作用について説明する|

- ☐ 注射後の30分は院内に留まってください。
  Remain in the hospital for 30 minutes after your procedure.

- ☐ 注射後のアレルギー反応の有無を確認し、緊急時に備えるためです。
  So that we can check for an allergic response after your injection, and take action in the event of an emergency.

- ☐ 咳やかゆみが出たり、息苦しくなったりしたら、すぐに看護師を呼んでください。
  Please tell a nurse if you experience symptoms such as itching, coughing or discomfort when breathing.

- ☐ 注射部位は、毎回変えて打つと痛みが少なくなります。
  Giving you the injection in a different location every time makes the injections less painful.

- ☐ 気分は悪くないですか？
  Do you feel unwell?

- ☐ もうお帰りいただいて大丈夫です。気をつけてお帰りください。
  You can go home now. Take good care on your way home.

|バリエーション|

① 筋肉注射

- ☐ 部位は腕か臀部になります。
  You can have the injection either in the arm, or the buttocks.

（臀部の場合）

- [ ] 臀部に注射します。　　I will give you the injection in the buttocks.

- [ ] ショーツを脱いで横になってください。　　Remove your shorts and lie down on your side.

- [ ] 部位の確認のため臀部を触ります。　　I'm going to touch your buttocks to find a proper injection site.

- [ ] 絆創膏を貼ります。　　I'm going to put a bandage over it.

（腕の場合）

- [ ] 腕に注射をします。　　I'm going to give you the injection in your arm.

- [ ] 洋服の袖を上げてください。　　Roll up your sleeve, please.

> **コラム 11** hips（臀部）という単語
>
> 臀部を表す "hip" は可算名詞です。「臀部のどこに注射しましょうか？」と筋肉注射をする際に声を掛ける時には、次のように発話するとよいでしょう。
>
> I'll give you the injection in the hip/buttocks.
> （臀部に注射します。）
>
> Do you want it in the left cheek or the right?
> （注射は右側がいいですか？ それとも左側がいいですか？）

② 点滴

- ☐ 点滴をします。
  I'm going to give you an infusion.

- ☐ この点滴は抗生物質で、30分ぐらいで終了します。
  The infusion is an antibiotic, and it will finish in half an hour.

③ 処置・手技前確認

- ☐ 検査・処置の目的と方法、注意事項について医師から説明を受けていますか？
  Did the doctor explain the purpose and method of the tests and procedures, and points to be aware of?

- ☐ 医師から何か注意事項を聞いていますか？
  Did the doctor tell you any points to be aware of?

④ 注射説明

- ☐ 薬剤の吸収効果を高めるために、自分でも注射部位を軽く揉んでください。
  You can also gently massage the place where you were injected yourself, to improve the absorption of the medication.

- ☐ 今日は入浴、シャワー浴をしてはいけません。
  Do not take a bath or shower today.

- ☐ テープは24時間後に剥がしてください。
  You can remove the adhesive tape after 24 hours.

☐	歩けないぐらいの痛みが出るような場合には、病院へ連絡してください。	If you experience so much pain that you can't walk, contact the hospital.
☐	腫れたり出血が止まらない時は病院へ連絡してください。	If there's swelling, or the bleeding doesn't stop, contact the hospital.
☐	今日はアルコールを摂取してはいけません。	Do not drink any alcohol today.
☐	今日は激しい運動をしてはいけません。	Do not do any strenuous exercise today.

⑤ 予防接種説明

☐	最近、予防接種はしましたか?	Have you had any preventive injections recently?
☐	何の予防接種をしましたか?	What preventive injections did you have?

> **コラム 12** "I think I have a temperature.（熱があります。）"

"Do you have a fever?（熱はありますか?）" と問いかけると、ほとんどの外国人の患者さんは、Yes/No で回答すると思います。しかし、アメリカ人の患者さんの中には "I think I have a temperature." と回答する人がいるかもしれません。この場合の多くは、微熱ではなく、高熱を意味しています。患者さんからこう言われたら、"I'll get a thermometer and we can check if you have a temperature/fever.（体温計を持ってまいります。熱を測りましょう。）" とすぐに答えられるように練習しましょう。

> **コラム 13** 「肩こり」について

「肩こりでつらいです。」と耳にした時、それがどこの、どのような痛みかを想像することができない日本人は、ほとんどいないと言ってもよいでしょう。しかしながらこの表現は、日本語の「よろしくお願いいたします。」や「いつもお世話になっております。」と同様に、英語で言葉の意味するニュアンスを完全に翻訳することが難しいものの一つです。

日本語では「肩こり」一語で、首や僧帽筋全体の痛みや張りを意味していますが、英語では「肩」の示す範囲が日本語に比べて限定的なために、痛みの聞き取りの際に誤解を生んでしまうかもしれません。英語では、「肩こり」を肩（shoulder）ではなく、首（neck）を用いて "I have a stiff neck."（首が張っています。）と表現することが多いことを覚えておきましょう。

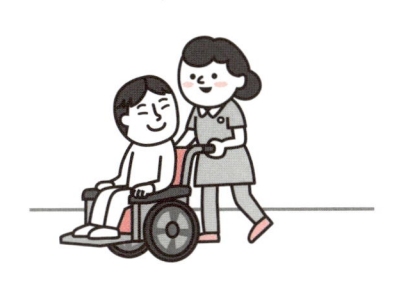

II 看護師　1-④…外来（呼吸訓練）

　術前に深呼吸の方法を訓練し、術後の合併症をできる限り予防します。
　患者さん自身でセルフケアができるように指導を行うことが大切です。

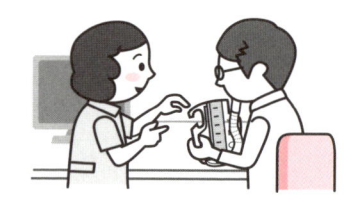

場面/Situation　～外国人の患者さんへ呼吸訓練をします～

まずは何も見ずに音声を聞き、聞き取ることができたものにチェック（☑）を入れましょう。

□ 訓練の目的を説明する ＞ □ 訓練の方法を説明する ＞ □ 息の吸い方を説明する ＞ □ 訓練の回数を説明する ＞ □ 訓練のポイントを説明する

語彙/Vocabulary

日本語を見て、瞬間的に英単語・フレーズ単位で英語が言えるように練習しましょう！

呼吸訓練	the breathing exercise（ザ ブリーズィング エクササイズ）
肺炎	pneumonia（ニュゥモニア）
予防	prevent（プリベント）
先端	the tip（ザ ティップ）
水平	horizontally（ホリゾンタリィ）
取り付ける	attach（アタッチ）
（息を）吐く	breathe out（ブリーズ アウト）
（息を）吸う	breathe in（ブリーズ イン）
1日3回	three times a day（スリー タイムス ア ディ）
ゆっくり吐き出す	breathe out slowly（ブリーズ アウト スローリィ）

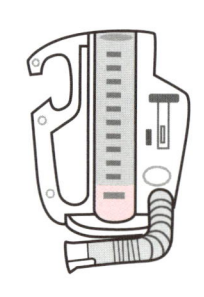

最重要フレーズ / Very Important Phrases

➕ **Attach the tube to the tip, and hold this device horizontally.**
（チューブを先端に取り付けて、この器具を水平に持ちます。）

➕ **Next, after breathing out, put the mouthpiece in your mouth.**
（次に、息を吐いてからマウスピースをくわえます。）

➕ **Breathe in slowly, so that the yellow mark overlaps with the picture of the smiley face inside the thick border.**
（黄色の印が、太枠内の笑顔のイラストの書かれたマークに重なるように、ゆっくり息を吸います。）

重要ポイント / Useful Phrases

「ゆっくり息を吐き出す」ことを強調しながら、"Like this.（このようにしてください。）"というフレーズを合間に挟み、実践して見せながら訓練方法を説明してみましょう。

➕ この時、ゆっくり息を吐き出します。
When you do this, breathe out slowly.

➕ 1日に3、4回程度これを行ってください。
Do this exercise about three or four times a day.

➕ 1回につき、5回から10回程度行ってください。
Each time, take about five to ten breaths.

➕ ポイントはゆっくり息を吐き出すことです。
It's important to breathe out slowly.

🔊 file・20 →63　　　　　　　Date

呼吸訓練

基本

呼吸訓練の目的を説明する

- ☐ 呼吸訓練の目的は、肺を広げて、手術後の肺炎を予防することです。

    The purpose of the breathing exercise is to expand your lungs, to prevent you from getting pneumonia after your surgery.

訓練方法を説明する

- ☐ この機器の使い方を説明します。

    I'm going to explain how to use this.

- ☐ チューブを先端に取り付けて、この器具を水平に持ちます。

    Attach the tube to the tip, and hold this device horizontally.

- ☐ 次に、息を吐いてからマウスピースをくわえます。

    Next, after breathing out, put the mouthpiece in your mouth.

- ☐ 黄色の印が、太枠内の笑顔のイラストの書かれたマークに重なるように、ゆっくり息を吸います。

    Breathe in slowly, so that the yellow mark overlaps with the picture of the smiley face inside the thick border.

- ☐ これ以上吸えなくなったら、マウスピースを口から外します。

    When you cannot breathe in any further, take the mouthpiece out of your mouth.

| 訓練のポイントを説明する |

- [ ] この時、ゆっくり息を吐き出します。 — When you do this, breathe out slowly.
- [ ] 1日に3、4回程度これを行ってください。 — Do this exercise about three or four times a day.
- [ ] 1回につき、5回から10回程度行ってください。 — Each time, take about five to ten breaths.
- [ ] ポイントはゆっくり息を吐き出すことです。 — It's important to breathe out slowly.

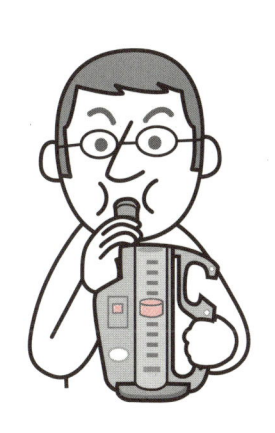

II 看護師

2-①…入院
（入院時案内・リストバンド装着案内・入院時情報聴取）

入院した患者さんには、治療と共に、入院生活という多くの患者さんとの生活を送るためのルールを知っていただくことが必要です。そして看護師は、入院中の患者さんの生活に活かすため、入院前の日常生活や習慣、治療の経過などを知る必要があります。

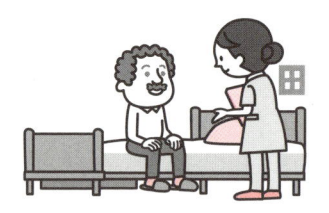

場面/Situation　～ 外国人の患者さんが入院します ～

まずは**何も見ずに**音声を聞き、聞き取ることができたものにチェック（☑）を入れましょう。

□お部屋へ案内する ＞ □リストバンドについて説明する ＞ □連絡先等を確認する ＞ □飲酒・喫煙習慣を確認する ＞ □日常生活について確認する

語彙/Vocabulary

日本語を見て、瞬間的に英単語・フレーズ単位で英語が言えるように練習しましょう！

ナースコール	a nurse call button（ア ナース コール バトゥン）
リストバンド	wristband（ゥリストバンド）
装着する	wear（ウェア）
血液型	blood type（ブラッド タイプ）
日常生活	daily life（デイリー ライフ）
大きな病気	a serious illness（ア スィリアス イルネス）
薬の空（から）	the empty packets（ズィ エンプティ パケッツ）
宗教上の制限	religious restriction（リリージョラス ゥリストリクション）
食欲	an appetite（アン アペタイト）
お通じ	bowel movements（バウル ムーブメンツ）
運動する	exercise（エクササイズ）

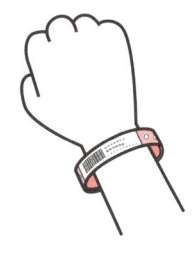

最重要フレーズ /Very Important Phrases

⊕ How are you feeling?
(どのような症状がありますか?)

⊕ Who should we contact in case of emergency?
(緊急の場合、どなたに連絡すればよいですか?)

⊕ Where exactly does it hurt? Could you touch where it hurts?
(痛みはどのあたりですか? どのあたりが痛いか、触っていただけますか?)

⊕ Please push this button when you need me.
(何かありましたら、ナースコールしてください。)

重要ポイント /Useful Phrases

確認のフレーズは頻出します。日本語の流れに英語を紐付けするイメージで、問診項目にチェックを入れながら話すことができるように、何度も音読しましょう。

⊕ 血液型はわかりますか?   Do you know your blood type?

⊕ どんな痛みですか?   Can you describe your pain?

⊕ 何かアレルギーや好き嫌いはありますか?   Do you have any allergies, or foods you like or dislike?

🔊 file・21 →64　　　　　　　　　Date

入院時案内

基本

おはようございます。今日から入院するトーマス・ジョンソンです。

Good morning. My name is Thomas Johnson, and I am being admitted today.

☐ 入院のジョンソンさんですね。看護師の伊藤です。

I see, Mr. Johnson. I'm Nurse Ito.

部屋への案内

☐ お部屋までご案内します。

I'll take you to your room.

☐ 車椅子は必要ですか？

Do you need a wheelchair?

いりません。

No, thank you.

☐ ジョンソンさんのお部屋は305号室になります。

Your room is No. 305.

☐ お入りください。

Please come in.

☐ こちらでお待ちください。

Please wait here.

ナースコールの説明

☐ ご用のある時はナースコールを押してください。

Please push this button when you need me.

☐ のちほど参ります。

I will be back later.

> **コラム 14** 「button」の発音

"If you feel unwell, please press the nurse call button at the entrance, to call one of us."（ご気分が悪い時は、入口にあるナースコール"ボタン"を押して知らせてください。）と発話する際、「button」の発音に気をつけましょう。カタカナ発音の「botan」、つまり、お花の牡丹（英語名：peony）のように発音してしまうと、意図が外国人の患者さん（特に英語圏の方）には伝わりづらいです。

※ button(ボタン)ではなく、button(バトゥン)に近い音です。"press a button"（ボタンを押す）＝「異変を知らせる」という部分が強調されるべき内容です。すでに日本語化している"ボタン"との発音の違いを意識しながら、音読に取り組みましょう。

🔊 file・22 →65　　Date ／／／／／

リストバンド装着案内

基本

[リストバンドを説明する]

☐ これは患者さんを確認するためのリストバンドです。
This is a wristband for identifying patients.

☐ すべての患者さんに装着をお願いしています。
We ask all patients to wear this.

☐ よろしいでしょうか?
Is this OK?

☐ では、左手首につけます。
Let me put it on your left wrist.

☐ リストバンドの内容を確認します。
Let me check the information on your wristband.

[フルネーム・生年月日・血液型を確認する]

☐ フルネームと、生年月日を教えてください。
Can you tell me your full name and date of birth?

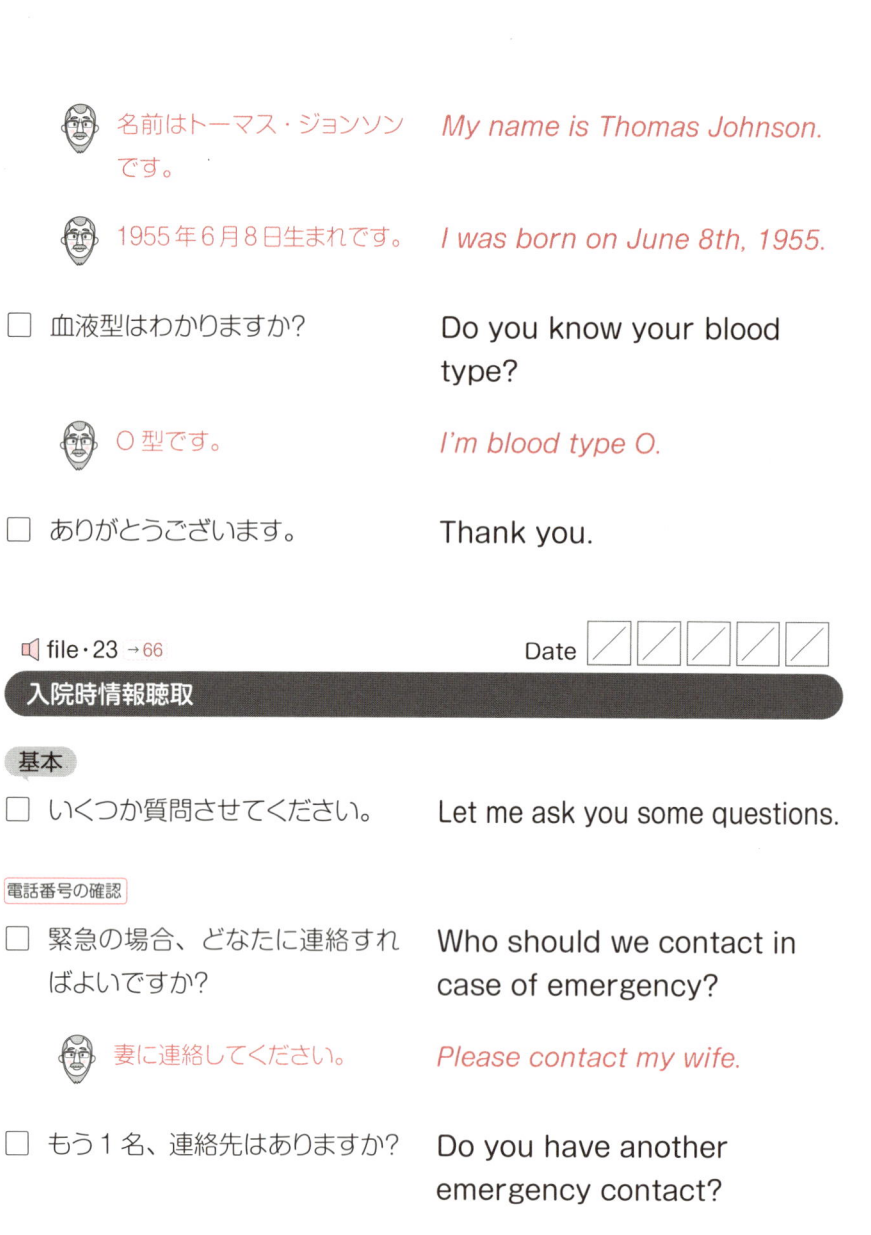

	名前はトーマス・ジョンソンです。	*My name is Thomas Johnson.*
	1955年6月8日生まれです。	*I was born on June 8th, 1955.*
☐	血液型はわかりますか？	Do you know your blood type?
	O型です。	*I'm blood type O.*
☐	ありがとうございます。	Thank you.

🔊 file・23 →66   Date ☐/☐/☐/☐/☐

入院時情報聴取

基本

☐ いくつか質問させてください。　　Let me ask you some questions.

電話番号の確認

☐	緊急の場合、どなたに連絡すればよいですか？	Who should we contact in case of emergency?
	妻に連絡してください。	*Please contact my wife.*
☐	もう1名、連絡先はありますか？	Do you have another emergency contact?
	息子に連絡してください。	*Please contact my son.*
☐	彼らの電話番号を教えてください。	Can we have their phone numbers?

いいですよ。妻は03-3151-…、息子は090-2345-…です。

OK. My wife's phone number is 03-3151- …and my son's phone number is 090-2345- ….

[入院時の同席者に対して]

☐ こちらの方とは、どういったご関係ですか？

May I ask what your relationship is?

彼は友人で、通訳です。

He is my friend and interpreter.

症状の確認

☐ どのような症状がありますか？

How are you feeling?

腹痛です。

I have some pain in my stomach.

☐ 今回の入院について、医師からどのように聞いていますか？

What did your doctor tell you about your illness?

腹痛があって、お腹の検査が必要と聞いています。

I have a stomachache, and the doctor told me that I need to have my stomach examined.

痛みの確認

☐ 痛みはどのあたりですか？ どのあたりが痛いか、触っていただけますか？

Where exactly does it hurt? Could you touch where it hurts?

このあたりです。

Here.

□ どんな痛みですか？	Can you describe your pain?
そうですね、軽い痛みを感じます。	Well, it seems like a mild pain.
□ いつからですか？	When did it start?
2週間ぐらい前からです。	About 2 weeks ago.
□ 他に症状はありますか？	Are there any other symptoms?
ありません。	No.

既往歴の確認

□ 以前、何か大きな病気をしたことはありますか？	Have you ever had a serious illness before?
特にありませんが、高血圧です。	Not particularly, but I have high blood pressure.

持参薬・薬の飲み方の確認

□ いつも飲んでいる薬はありますか？	Are you taking any medication regularly?
昨年から血圧が少し高くて、高血圧の薬を飲んでいます。	Since last year, my blood pressure has been a little high, so I'm taking medication for it.

☐ 入院中、お薬は私たちがお預かりしてもよいですか？	Can we manage your medication for you while you're in the hospital?
なぜですか？	*Why?*
☐ 入院中は、薬を飲んでいることを確認する必要があります。	We need to make sure that you're taking that medication while you're in the hospital.
☐ 飲んだ後の薬の空(から)は、確認するまで捨てないでください。	After you take the medications, do not throw away the empty packets until we check them.

飲酒・喫煙習慣の確認

☐ お酒は飲みますか？	Do you drink alcohol?
毎日ビールを1缶程度です。	*I drink about one can of beer every day.*
☐ 入院中はお酒は飲めません。	You can't drink alcohol anywhere in the hospital.
☐ タバコは吸いますか？	Do you smoke?
3年前まで吸っていましたが、今は止めました。	*I smoked until three years ago, but I've quit now.*
☐ 院内は禁煙です。	You can't smoke anywhere in the hospital.

[アレルギー等の確認]

- [ ] 宗教上の制限などはありますか？   Are there any religious restrictions in your diet?

    ありません。   No.

- [ ] 何かアレルギーや好き嫌いはありますか？   Do you have any allergies, or foods you like or dislike?

    アレルギーはありませんが、貝類は嫌いです。   I don't have any allergies, but I don't like shellfish.

- [ ] 何か薬のアレルギーはありますか？   Are you allergic to any medicine?

    いいえ。   No.

- [ ] 食べ物以外でアレルギーはありますか？   Are you allergic to anything other than food?

    花粉症があります。   I have hayfever.

    あとは、温度差で蕁麻疹が出ることがあります。   I also get hives sometimes when the temperature changes.

[日常生活の確認]

- [ ] 日常の生活についてお尋ねします。   Let me ask you some questions about your daily life.

- [ ] 食欲はありますか？   Do you have a good appetite?

😊 あります。　　　　　　　　　　*Yes, I do.*

☐ 規則正しく食べていますか？　　Do you eat regular meals?

😊 朝は時々食べないことがあります。　　*I sometimes don't eat breakfast.*

☐ 夜はよく眠れますか？　　Do you sleep well at night?

😊 おおむね、よく眠れます。　　*I generally sleep well.*

☐ 何か睡眠薬は使用していますか？　　Are you taking any sleeping pills?

😊 月に1度くらい使用します。　　*About once a month.*

☐ 何時頃眠り、何時頃起きますか？　　About what time do you go to sleep, and wake up?

😊 夜はだいたい11時頃に寝て、朝は6時頃に起きます。　　*I go to sleep at about 11 PM and I wake up at about 6 AM.*

☐ 1日に何回お通じがありますか？　　How many bowel movements do you have a day?

😊 だいたい3回です。　　*About three times a day.*

☐ 定期的に運動はしていますか？　　Do you exercise regularly?

😊 忙しくてあまり運動する時間はありません。　　*I am busy working right now, so I don't have enough time to exercise.*

| 趣味は何ですか？ | What is your hobby? |

テニスかな。　　*Maybe playing tennis.*

| 週に何回、入浴されますか？ | How many times a week do you take a bath or a shower? |

週3回くらいかな。　　*About three times a week.*

ありがとうございました。	Thank you.
何かわからないことがあれば、遠慮なく聞いてください。	Feel free to ask me any questions you have.
何かありましたら、ナースコールしてください。	Please push this button when you need me.

ポイント

　患者さんの情報を聴取するうえで大切なのは、患者さんの情報を正しく聞くことです。外国人の患者さんの場合、宗教や習慣が違うために、いろいろなことを確認する必要がありますが、十分な聞き取りをすることで問題点を把握することができます。

● 病室、病棟の設備・備品名称

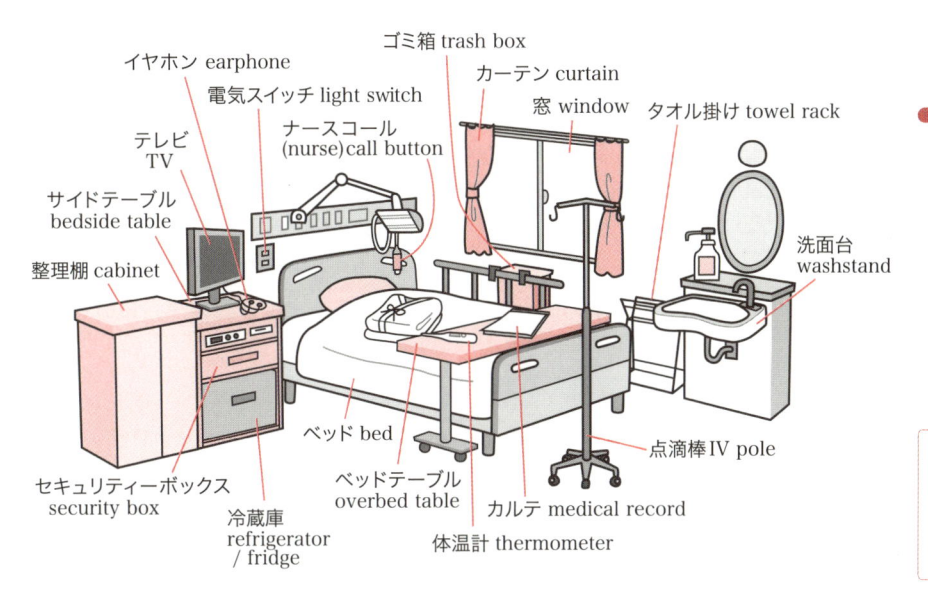

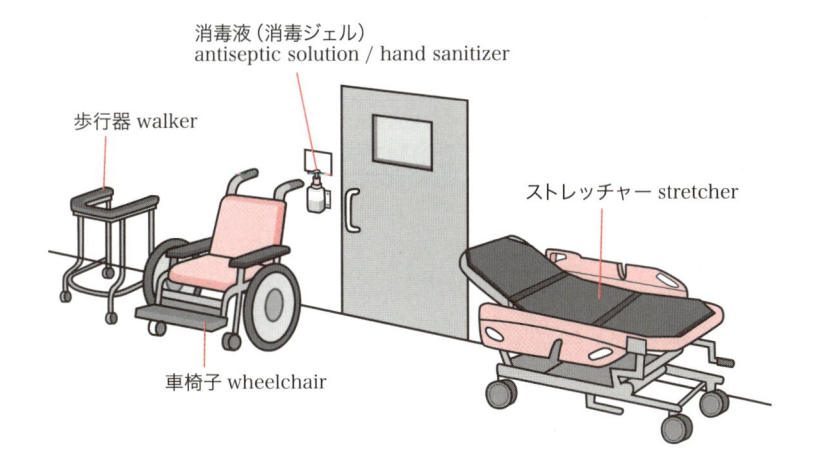

イヤホン earphone
電気スイッチ light switch
ナースコール (nurse)call button
ゴミ箱 trash box
カーテン curtain
窓 window
タオル掛け towel rack
テレビ TV
サイドテーブル bedside table
整理棚 cabinet
洗面台 washstand
セキュリティーボックス security box
冷蔵庫 refrigerator / fridge
ベッド bed
ベッドテーブル overbed table
体温計 thermometer
カルテ medical record
点滴棒 IV pole

消毒液（消毒ジェル）antiseptic solution / hand sanitizer
歩行器 walker
車椅子 wheelchair
ストレッチャー stretcher

第3章 職種別シーンマニュアル　看護師（入院）

II 看護師

2-② …入院
（入院中の会話）

　入院中は、毎日の患者さんの変化や、状態の確認が必要です。
　状態に応じた対応が求められるため、患者さんに正しく指示内容が伝わっていることを確認しながら、コミュニケーションをとることが大切です。

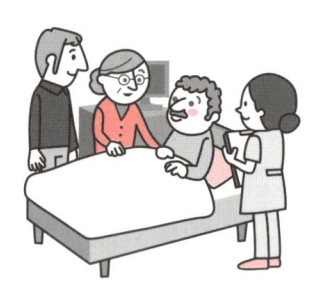

場面/Situation　〜 外国人の患者さんと会話します 〜

まずは何も見ずに音声を聞き、聞き取ることができたものにチェック（☑）を入れましょう。

- □ 注意事項を説明する
- □ 安静が必要なことを説明する
- □ 痛みの強さを確認する
- □ よく眠れたか確認する
- □ 酸素吸入の必要性を説明する

語彙/Vocabulary

日本語を見て、瞬間的に英単語・フレーズ単位で英語が言えるように練習しましょう！

禁煙	No smoking（ノー スモーキング）
無断外出禁止	The curfew restriction（ザ カーフュー ゥリストリクション）
食事	meal（ミール）
消灯時間	Lights-out time（ライツ アウト タイム）
主治医	primary doctor（プライマリィ ドクター）
管を入れる	catheterize（カセトゥアライズ）
落下予防	prevention against falling（プリベンション アゲインスト フォーリング）
〜を拭く	wipe（ワイプ）
尿管チューブ	urinary tube（ユーリナリィ チューブ）

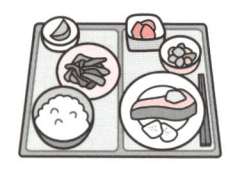

最重要フレーズ / Very Important Phrases

➕ Please follow the hospital rules while you are in the hospital.
（入院中は病院のルールに従ってください。）

➕ To prevent infections, disinfect your hands before entering the room.
（感染予防のためにお部屋に入る時はアルコール消毒をお願いします。）

➕ You need to take it easy, so do not walk or use a lot of energy for a while.
（安静にしている必要があるので、しばらくの間、歩くことはできません。）

➕ If you can't stand the pain, don't hesitate to tell me.
（痛みが我慢できないようであれば、すぐに教えてください。）

重要ポイント / Useful Phrases

安静時など、看護師の付き添いが必要な場合でも、外国人患者さんは自ら行動しようとするため、正確に伝えておくことが大切です。

➕ 私たちが付き添います。	We will take you there.
➕ 背中を拭くのを手伝います。	I'll help to wipe your back.
➕ （チューブは）ご自分で外してはいけません。私たちが行います。	Do not take it out yourself. We will do that for you.

第3章　職種別シーンマニュアル　看護師（入院）

119

入院中の会話

(⇒第4章 イラスト⑥参照)

基本

注意事項の説明

- [ ] 入院中は病院のルールに従ってください。 — Please follow the hospital rules while you are in the hospital.

- [ ] 敷地内は禁煙です。 — There is no smoking in the hospital.

- [ ] 火気は厳禁です。 — Flammable materials are prohibited.

- [ ] 無断で外出しないでください。 — Please respect the curfew restrictions of the hospital.

- [ ] 騒音を出さないでください。 — Please don't make any loud noises.

- [ ] 食事制限を守ってください。 — Obey any dietary restrictions you are given, please.

- [ ] 食事は定時に提供します。 — Meals are served at fixed times.

- [ ] 食事は朝・昼・夜に出ます。 — Breakfast, lunch and dinner are provided.

- [ ] 消灯時間が決められています。 — Lights-out times are scheduled.

- [ ] 面会は朝の10時から夜の8時までです。 — You can have visitors between 10 AM and 8 PM.

☐ 感染予防のためにお部屋に入る時はアルコール消毒をお願いします。	To prevent infections, disinfect your hands before entering the room.
☐ 主治医に確認いたします。	Let me confirm that with your primary doctor.
☐ 看護師はナースコールで呼んでください。	Please use the call button to call your nurses.
☐ 医師や看護師の指示に従ってください。	Please follow the doctors' and nurses' instructions.
☐ 歯磨きのセットとコップをご用意ください。	Prepare a toothbrush and a cup.
☐ 貴重品はサイドテーブルのセキュリティーボックスの中に入れてください。	Please keep your valuables in the security box at your bedside table.

安静必要時の対応

☐ 安静にしている必要があるので、しばらくの間、歩くことはできません。	You need to take it easy, so do not walk or use a lot of energy for a while.
☐ 移動はすべて車椅子で行います。	You will be transferred by wheelchair.
☐ トイレに行かれる時には、ナースコールを押してください。私たちが付き添います。	Push the button when you need to go to the restroom, and we will take you there.

- [ ] 安静が必要なので、尿を排出するための管を入れます。

  You require complete bed rest, so we are going to catheterize you.

- [ ] 落下を予防するためにベッドに柵をしています。

  We need to set these bed rails as a prevention against falling.

清拭の案内

- [ ] まだシャワー浴の許可が出ていないので、代わりに温かいタオルで体をお拭きします。

  You are still not allowed to take a shower, so we are going to wipe your body with a hot towel instead.

- [ ] 背中を拭くのを手伝います。

  I'll help to wipe your back.

- [ ] できる限り、ご自分で体を拭いてください。

  Wipe your body by yourself as much as you can.

- [ ] ［カテーテル挿入中］尿管にチューブが入っているため、汚れやすい場所ですので、陰部を洗浄いたします。

  I'll wash your genital area, because it is easy for dirt to get into the urinary tube.

痛みの確認

- [ ] 一番痛い時を10とすると、今の痛みは1から10のうち、どれくらいですか？

  How much pain do you feel now, on a scale of 1 to 10, with 10 being very painful?

- [ ] 我慢できる痛みですか？ 我慢できないようであれば、すぐに教えてください。

Can you stand the pain? If you can't stand the pain, don't hesitate to tell me.

日常の会話

- [ ] 部屋に入ってもよろしいですか？

Can I come in?

- [ ] 夜はよく眠れましたか？

Did you sleep well last night?

> ええ、よく眠れました。

Yes, very well.

- [ ] ご気分はいかがですか？

How do you feel today?

> 悪くはないですよ。

Not too bad.

- [ ] 今日はいいお天気ですね。
  今日はあいにくのお天気ですね。

Today's weather is good.
Today's weather is bad.

- [ ] 今日外はとても寒いですよ。
  今日外はとても暑いですよ。

It is very cold outside today.
It is very hot outside today.

- [ ] 寒くないですか？
  暑くないですか？

Do you feel cold?
Do you feel hot?

- [ ] カーテンを開けましょうか？
  カーテンを閉めましょうか？

Shall I open the curtains?
Shall I close the curtains?

- [ ] もうすぐ昼食ですよ。

Lunch service will start shortly.

バリエーション

食事止めの場合

- [ ] 症状が改善するまでは食事を止めなければなりません。

  You should not eat anything until your condition gets better.

- [ ] 水は飲んでいただいてかまいません。

  You are allowed to drink water.

酸素吸入の場合

- [ ] （血中の）酸素が不足しているようなので、酸素補給のためのチューブを鼻につけます。

  We are going to put a tube in your nose to provide extra oxygen for you, as you are lacking it now.

- [ ] （チューブは）ご自分で外してはいけません。私たちが行います。

  Do not take it out yourself. We will do that for you.

- [ ] ［機器装着中］この機器は外さないでください。状態が良くなりましたら私たちが外します。

  Do not take off or remove the monitor by yourself. We will take it off when your condition improves.

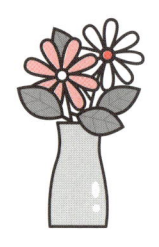

● 一般的な症状一覧

頭痛	headache	血尿	hematuria
めまい（回転性）	vertigo	排尿時痛	urinating pain
めまい（ふらつき）	dizziness	排尿困難	difficulty urinating
目の充血	hyperemia	尿失禁	urinary incontinence
かすみ目	blur	血便	bloody stool
目やに	eye mucus	不正出血	metrorrhagia (abnormal vaginal bleeding)
耳鳴り	ringing		
鼻づまり	nasal congestion	帯下	leucorrhea (vaginal discharge)
鼻水	runny nose		
鼻血	nosebleed	寒気	chill
咳	cough	発熱	fever
痰	phlegm	微熱	slight fever
喉が痛い	sore throat	貧血	anemia
歯が痛い	toothaches	立ちくらみ	lightheaded
吐血	hematemesis (vomiting blood)	倦怠感	malaise
		アレルギー	allergy
喀血	hemoptysis (coughing blood)	浮腫み	edema
		腫れる	swell
動悸がする	beating (rapid heartbeat)	かゆみ	itch
		湿疹	eczema
息苦しい	breathlessness	ひきつけ	convulsion
胸が痛い	chest pain	脱水	dehydration
胸焼け	heartburn	出血する	bleeding
吐き気	nausea	黄疸	jaundice
嘔吐	vomit/throw up	麻痺	paralysis
腰痛	lumbago (low back pain)	しびれ	numbness
便秘	constipation	体重減少	weight loss
下痢	diarrhea	腫瘍	tumor
頻尿	frequent urination		

II 看護師

2-③…入院（退院時案内）

退院が決まった時は、退院後、日常生活に戻ってから困ることがないよう、患者さんと一緒に確認し、準備を行います。

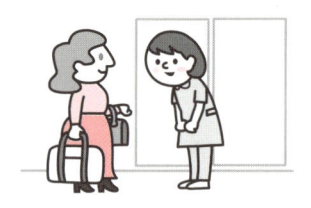

場面/Situation 〜 外国人の患者さんが退院します 〜

まずは**何も見ずに**音声を聞き、聞き取ることができたものにチェック（☑）を入れましょう。

- □ 退院の許可が出たことを伝える
- □ 薬が足りるかを確認する
- □ 次回外来日を伝える
- □ 退院後の自宅での対応を伝える

語彙/Vocabulary

日本語を見て、瞬間的に英単語・フレーズ単位で英語が言えるように練習しましょう！

退院	discharge（ディスチャージ）
許可	approval（アプルーバル）
宅配便	courier（クーリエ）
傷	the wound（ザ ウーンド）
こする	rub（ゥラブ）
外来受診	an outpatient consultation（アン アウトペイシェント コンサルティション）
睡眠薬	sleeping pills（スリーピング ピルズ）
処方する	prescribe（プリスクライブ）

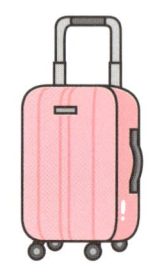

最重要フレーズ /Very Important Phrases

⊕ You are scheduled to be discharged tomorrow.
（明日退院になります。）

⊕ Just be careful not to rub it too hard.
（強くこすらないようにしてください。）

⊕ Your next appointment is May 10th.
（次回の外来は5月10日です。）

重要ポイント /Useful Phrases

退院についてのポジティブな声掛けを、声のトーンに気をつけつつスムーズにできるように、何度も音読しましょう。

⊕ 退院ですね。	So, now it's time for you to be discharged.
⊕ おめでとうございます!	Congratulations!
⊕ あまり無理をしないようにしてください。	Please try not to exert yourself too much.
⊕ お大事にしてください。	Take care of yourself.

🔊 file・25 →68　　　　　　　　　　Date / / / / /

退院時案内

基本

[退院許可が出たことを伝える]

☐ 医師から退院の許可が出ました。　The doctor has given approval for you to be discharged.

☐ 明日退院になります。　You are scheduled to be discharged tomorrow.

[退院前後の確認事項を伝える]

☐ 次の外来受診まで、お薬の数は足りますか?　Do you have enough medicine to last until your next outpatient consultation?

　　睡眠薬だけ足りません。　*I have enough of everything, except for sleeping pills.*

☐ わかりました。医師に処方を依頼します。　All right. I'll ask the doctor to prescribe some.

☐ 明日は、ご家族のお迎えは来ますか?　Is your family coming to meet you tomorrow?

　　いいえ、来ません。　*No, they aren't.*

　　荷物を宅配便で送りたいのですが、可能ですか?　*Can I send my belongings from the hospital by courier?*

☐ 宅配便用の用紙があるので、記入して、用紙に書いてある電話番号に電話をしてください。	There's a form for sending items by courier. Please fill it out, and then call the phone number on the form.
☐ 退院ですね。	So, now it's time for you to be discharged.
☐ あまり無理をしないようにしてください。	Please try not to exert yourself too much.
☐ 数日はできるだけ安静にしてください。	Rest as much as possible for a few days.
☐ これが紹介状です。	This is a referral.
☐ 一週間後に抜糸します。	We will remove the stitches after one week.
☐ 次回の外来は5月10日です。	Your next appointment is May 10th.
☐ お大事にしてください。	Take care of yourself.

バリエーション

退院後の自宅での対応

退院したら、この傷はどうしたらよいですか?	*How should I take care of this wound after I'm discharged?*
☐ 傷はそのままで問題ありません。	Your wound doesn't require any additional treatment.

□ シャワーを浴びることも可能です。	You can even take showers.
□ 強くこすらないようにしてください。	Just be careful not to rub it too hard.
□ 入浴は、次の外来で確認してください。	Check whether or not you can take baths at your next outpatient consultation.

コラム 15　時刻の表現について

　午後 7 時を 19 時と言うように、24 時間式の時刻表現は空港や駅において多く見かけます。しかしこの表現は、外国人の患者さん、特に 12 時間式での時刻表現を採用している国の方には、"military time（軍隊時間）" として違和感を与えてしまうことがありますので注意が必要です。

　また、3 時 45 分と言う時、"It's three forty-five." または "It's a quarter to four." の 2 通りの表現があります。前者はそのまま「時／分」で区切って読むので、混乱は少ないものと想定されますが、13（thirteen／サーティーン）と 30（thirty／サーティー）等の発音に気をつけましょう。後者は、日本語にはない英語的な発想での時間表現で、3 時 45 分のことを、"4 時まであと 15 分" という形で表しています。この表現を使いこなすまでには、少し時間が要ることでしょう。

　以上を踏まえた上で、できるだけシンプルかつ正確に時刻を伝え、確認するためには、以下のように表現することが有効です。

- 午前 9 時 45 分　　Nine forty-five AM.
- 午前 11 時 13 分　Eleven thirteen AM. と言ったあとに、
  Eleven one-three. と言う。
- 午後 1 時 30 分　　One thirty PM. と言ったあとに、
  One three-zero. と言う。
- 午後 10 時 19 分　Ten nineteen PM. と言ったあとに、
  Ten one-nine. と言う。

> **コラム 16** 日付の表現について
>
> 次回予約や検査日程など、日付を確認する機会は多くあります。日付は 1 から 31 までしかありませんが、ここでもやはり、13（サーティーン thirteen）と 30（サーティー thirty）等の発音があいまいなために、患者さんから何度も聞き返されたり、誤解が生じてしまうことが想定されます。
>
> 日付を伝える際には、「曜日」も追加して表現しましょう。（例：次回予約が 6 月 30 日木曜日の場合 Your next appointment is Thursday June 30.）
>
> - 月曜日 Monday（マンディ）
> - 火曜日 Tuesday（チューズディ）
> - 水曜日 Wednesday（ウェンズディ）
> - 木曜日 Thursday（サーズディ）
> - 金曜日 Friday（フライディ）
> - 土曜日 Saturday（サタディ）
> - 日曜日 Sunday（サンディ）

● 時間・単位・回数の表現

朝	morning	明日	tomorrow
昼	afternoon	今週	this week
夕方	evening	先週	last week
夜	at night	来週	next week
早朝	early morning	___秒	___ second(s)
深夜	late at night	___分	___ minute(s)
午前	in the morning	___時間	___ hour(s)
午後	in the afternoon	1日1回	once a day
今日	today	1日2回	twice a day
昨日	yesterday	1日___回 （3回以上の場合）	___ times a day

II 看護師

3-① … 手術（術前訪問）

患者さんにとって手術は不安であり、心配な治療です。今後何が起こるのか、どのようなことが行われるのかを丁寧に伝えることで、患者さんの不安を少しでも解消してあげたいものです。東大病院では年間1万件以上の手術が行われています。

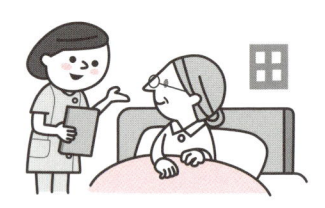

場面 /Situation　～ 外国人の患者さんが手術を受けます ～

まずは**何も見ずに**音声を聞き、聞き取ることができたものにチェック（☑）を入れましょう。

□ 本人確認をする　→　□ 手術部位を確認する　→　□ アレルギーの有無を確認する　→　□ 痛みやしびれ確認する　→　□ 当日の流れを確認する

語彙 /Vocabulary

日本語を見て、瞬間的に英単語・フレーズ単位で英語が言えるように練習しましょう!

日本語	英語 (読み)
説明する	explain (エクスプレイン)
麻酔	anesthesia (アネスティジア)
手術	surgery (サージェリー)
（あなたの）主治医	(your) primary doctor (ユア プライマリ ドクター)
点滴	an intravenous drip (アン イントラビーナス ドリップ)
ゴム製品	products made of rubber (プロダクツ メイド オブ ラバー)
関節	joint (ジョイント)
しびれ	numbness (ナムネス)
入れ歯	dentures (デンチャーズ)
外す	remove (ゥリムーブ)
体位	position (ポジション)

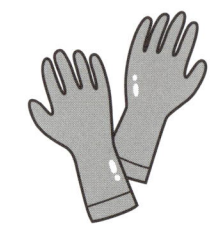

最重要フレーズ /Very Important Phrases

⊕ We will wait for you at the operating room tomorrow.
（明日、手術室でお待ちしています。）

⊕ I'm going to check for allergies when we use medication, disinfectants and adhesive tape during your surgery.
（手術で使用する薬剤や消毒薬、テープなどでアレルギーがないかを確認させていただきます。）

⊕ Have a good rest tonight.
（今晩はよくお休みください。）

重要ポイント /Useful Phrases

アレルギー反応の有無等、"Have you～?" の疑問文で問えることはたくさんあります。定型文をそのまま覚えましょう。

⊕ アルコール綿でかぶれたことはありますか？
Have you ever developed a rash from an alcohol swab?

⊕ これまでに病院で貼られたテープでかぶれたことはありますか？
Have you ever developed a rash when you used any kind of tape in a hospital?

⊕ ゴム製品でかぶれたことはありますか？
Have you ever had a reaction when you touched products made of rubber?

術前訪問

(⇒第4章 イラスト⑦⑧参照)

基本

- はじめまして。手術室看護師の佐藤です。
  Nice to meet you. I'm nurse Sato, an Operating Room nurse.

- 術前の説明と確認に伺いました。
  Let me confirm your operation, and explain the procedure to you.

- ここで10分程度、お話ししてもよろしいでしょうか？
  May I speak to you here for about 10 minutes?

- リストバンドを見せてください。
  Let me check your identification wristband.

- フルネームを教えてください。
  May I have your full name?

- ご不明な点はいつでも質問してください。
  If you need anything, feel free to ask anytime.

- 日本語を話すことはできますか。
  Do you speak Japanese?

- 麻酔に関する説明を麻酔科医から受けましたか？
  Did the anesthesiologist already tell you about your anesthesia?

- 麻酔に関して何か質問はありますか。
  Do you have any questions about anesthesia?

- 麻酔科医に確認いたします。
  I'm going to check that with the anesthesiologist.

☐	全身麻酔に関することは麻酔科医より説明いたします。	The anesthesiologist will explain the general anesthesia to you.

[手術部位の確認]

☐	明日は右側の手術ですね?	Tomorrow, are you going to have the operation on the right side?
☐	明日は心臓の手術ですね?	Tomorrow, are you going to have a heart operation?
☐	手術に関して質問はありますか?	Do you have any questions about your surgery?
☐	主治医に確認いたします。	Let me confirm that with your primary doctor.

[手術室での流れの確認]

☐	手術室での流れの説明をします。	I'm going to tell you about what we will be doing in the operating room.
☐	手術室に入室したら、ベッドに横になってください。	When you enter the operating room, you will be lying on the bed.
☐	その後、血圧と心電図の測定を開始します。	After that, we will start to check your blood pressure monitor and electrocardiogram.

- [ ] それから点滴をします。
Then, we will give you an intravenous drip.

- [ ] その後、麻酔科医が麻酔を開始します。
After that, the anesthesiologist will give you anesthetics.

<u>アレルギーの確認</u>

- [ ] アレルギーに関することをいくつかお尋ねします。
Let me ask you some questions about your allergies.

- [ ] 何かアレルギーはありますか？
Do you have any allergies?

- [ ] アルコール綿でかぶれたことはありますか？
Have you ever developed a rash from an alcohol swab?

- [ ] ヨード剤でかぶれたことはありますか？
Have you ever developed a rash from povidone iodine?

- [ ] これまでに服用したお薬でアレルギー反応が起こったことはありますか？
Have you ever had any allergic reactions when using any medications?

- [ ] それは何というお薬でしたか？
What was the medication?

- [ ] どのような反応が出ましたか？
What kind of reaction occurred?

- [ ] これまでに病院で貼られたテープでかぶれたことはありますか？
Have you ever developed a rash when you used any kind of tape in a hospital?

☐	どのようなテープでアレルギーが起こりますか？	Tell me what kind of tape you are allergic to?
☐	紙製やビニール製ですか？	Was it made of paper or vinyl?
☐	何色ですか？	What color was it?
☐	ゴム製品でかぶれたことはありますか？	Have you ever had a reaction when you touched products made of rubber?
☐	食べ物のアレルギーはありますか？	Are you allergic to any foods?
☐	手術ではアレルギーを起こすものは使わないようにしますので、ご安心ください。	We avoid allergy-causing tools or objects during surgery, so please do not worry.
☐	ラテックスアレルギーがあることがわかりましたので、担当医に相談いたします。	I understand you are allergic to latex, so let me consult your primary doctor about it.

痛み・可能な体位の確認

☐	関節や皮膚についてお伺いします。	Let me ask you about your joints and skin.
☐	関節で、動かしづらいところはありますか？	Do you have any problems with your joints?

- ☐ このような体位を取ることができますか？ Can you hold this position?

- ☐ どのような体位が楽だと感じますか？ What kind of position makes you feel comfortable?

- ☐ 擦り傷、湿疹、赤み、打身などの皮膚に問題がある箇所はありますか？ Do you have any injuries, rashes, reddish marks or bruises on your skin?

- ☐ 皮膚に異常が出やすいですか？ Do you have any skin sensitivities?

- ☐ 皮膚を確認させてください。 Let me check your skin.

- ☐ 痛みはありますか？ Do you have any pain?

- ☐ どこが痛みますか？ Where does it hurt?

- ☐ どうすると痛みはやわらぎますか？ What reduces the pain?

- ☐ 横になると痛みは強くなりますか？ Is it very painful when you lie in bed?

- ☐ どうすると(痛みは)強くなりますか？ What makes it worse?

- ☐ 明日は痛みがやわらぐよう、クッションを使います。 Tomorrow, I'm going to use pillows in order to relieve your pain.

☐	手や脚にしびれを感じますか？	Do you feel numbness in your hands and legs?
☐	右と左ではどちらのしびれが強いですか？	Do you feel more numbness on the right or left side?

当日の流れの確認

☐	手術室へ入室する際の準備について説明します。	I'm going to explain what will happen when you enter the operating room.
☐	手術時に、アクセサリー等は外してください。	When you have surgery, you need to remove your personal accessories.
☐	顔色や爪の色を確認したり、指にモニターを取り付けたりしますので、マニキュアを落とし、お化粧はしないでください。	Please refrain from putting on make-up, and remove your nail polish, because we need to check your face and nail color, and put a monitor on your finger.
☐	入れ歯やぐらぐらしている歯はありますか？	Do you have dentures or loose teeth?
☐	手術前には入れ歯を外さなければなりません。	Please remove your dentures before your surgery.
☐	補聴器やかつらは使用していますか？	Do you have hearing aids, or do you wear a wig?

- ☐ 補聴器が必要な場合は、ケースもお持ちください。
  If you need your hearing aid, please bring its case with you.

- ☐ 麻酔がかかる前には（補聴器を）外さなければなりません。
  Before you fall asleep from the anesthesia, you will need to remove it.

- ☐ 電気メスを使用するため、アクセサリーをすべて外さなければ、感電や火傷をしてしまう可能性があります。
  You are required to remove all of your accessories to prevent electric shock and burns from electric devices.

- ☐ 腕時計を外さなければなりません。
  You have to take off your wristwatch.

- ☐ 眼鏡を外さなければなりません。
  You have to take off your glasses.

- ☐ ヘアピンや指輪、イヤリングやネックレス等のアクセサリーをすべて外さなければなりません。
  Remove all accessories, such as hairpins, rings, earrings and necklaces.

- ☐ こちらからの手術前の質問は以上です。
  That's all I need to know before your surgery.

- ☐ 何かご質問はございますか？
  Do you have any questions?

- ☐ 明日は10時に病棟の看護師と一緒に手術室に来ていただきます。
  Please come to the operating room at 10 AM with your ward's nurse.

☐	明日、手術室でお待ちしています。	We will wait for you at the operating room tomorrow.
☐	何か気になることがありましたら、いつでも遠慮なくご質問ください。	If you have any concerns, please feel free to ask us at any time.
☐	今晩はよくお休みください。	Have a good rest tonight.

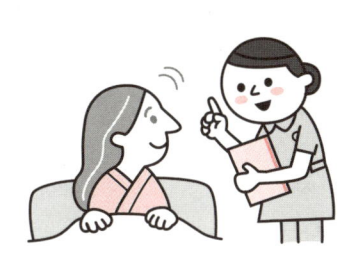

II 看護師

3-② … 手術（入室・退室）

入室時は患者さんの本人確認や手術部位、アレルギーなどを最終確認するとともに、これから迎える手術に対する不安に配慮する必要があります。退室時は手術・麻酔覚醒後の変化に配慮し、問題がないか確認するとともに、手術を終えたことをねぎらう声掛けが大切です。

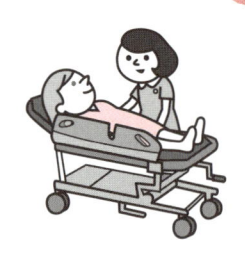

場面/Situation 〜 外国人の患者さんが手術当日を迎えました 〜

まずは**何も見ずに**音声を聞き、聞き取ることができたものにチェック（☑）を入れましょう。

[入室]
- □ 本人確認をする
- □ 手術部位を確認する
- □ マーキングを確認する
- □ 手術室を確認する
- □ 安心できるような言葉をかける

[退室]
- □ 痛みの有無を確認する
- □ 痰を吸引する
- □ ベッドに移動する
- □ 病棟の看護師に引き継ぐ

語彙/Vocabulary

日本語を見て、瞬間的に英単語・フレーズ単位で英語が言えるように練習しましょう！

確認する	confirm（コンファーム）
病棟看護師	the ward staff（ザ ウォード スタッフ）
手術帽	a surgical cap（ア サージカル キャップ）
装飾品	accessories（アクセサリーズ）
手術室	the operating room/ OR（ズィ オペレイティング ルーム オーアール）
転ぶ	slip and fall（スリップ アンド フォール）
緊張する	feel nervous（フィール ナーバス）
リラックスする	relax（ゥリラックス）
痛み	pain（ペイン）
痰	phlegm（フレム）

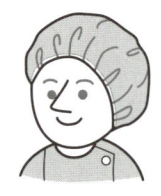

最重要フレーズ /Very Important Phrases

➕ **Which part of your body are you going to have operated on today?**
(今日手術する体の部位はどこですか?)

➕ **Be careful not to slip and fall when you are walking.**
(転ばないように気をつけてください。)

➕ **Where do you feel pain?**
(痛いところはありますか?)

➕ **You are going back to your room now.**
(これから病室に戻ります。)

重要ポイント /Useful Phrases

手術前に少しでも安心してもらえるような言葉を掛けることができるよう、音読を繰り返しましょう。

➕ 緊張されていますか? — **Do you feel nervous?**

➕ 手術中は私たちが一緒におります。安心してください。 — **We will be with you during the surgery, so don't worry about anything.**

➕ 何かございましたら、遠慮なくお声掛けください。 — **If you have any questions, feel free to ask us.**

第3章 職種別シーンマニュアル 看護師(手術)

🔊 file・27 →70　　　　　　　　　　　　　Date ／／／／

入室　　　　　　　　　　　　　　（⇒第4章 イラスト⑦⑧参照）

基本

□ お待たせしました。　　　　　Thank you for waiting.

□ 椅子にお掛けください。　　　Please have a seat.

□ 担当看護師の佐藤です。　　　I'm Sato, your nurse.

□ ご家族の付き添いはこのドアまでです。　Your family cannot enter from this door.

□ フルネームを教えてください。　May I have your full name?

□ 生年月日を教えてください。　What is your date of birth?

□ 今日手術する体の部位はどこですか?　Which part of your body are you going to have operated on today?

□ 今日手術するのは右側ですか、それとも左側ですか?　Which side are you going to have operated on today, right or left?

□ マーキングを確認させてください。　May I confirm the markings?

□ ご本人確認のためにリストバンドを確認させてください。　For confirmation, let me check your identification wristband.

□ ご本人確認のためにバーコードを確認させてください。　For confirmation, please let me check the barcode.

144

☐	病棟の看護師と話しますので、少々お待ちください。	I need to speak to your ward's nurse. Please wait for a moment.
☐	ブランケットをお掛けします。	Let me put this blanket on you.
☐	ゴム製品のアレルギーはありますか?	Do you have any allergies to latex?
☐	アレルギーが無いようであれば、この手術帽を着用してください。	If you don't, wear this surgical cap.
☐	アレルギーがある場合は、こちらのゴムが使われていない手術帽を着用してください。	In that case, you will need to wear this non-latex surgical cap.
☐	アクセサリー等はすべて外してありますか?	Have you already removed any accessories on your person?
☐	これから手術室へ向かいます。	Let me take you to an operating room now.
☐	眼鏡がなくても歩けますか?	Can you walk by yourself without your glasses?
☐	転ばないように気をつけてください。	Be careful not to slip and fall when you are walking.
☐	ゆっくりでいいですよ。	Move slowly, take your time.

第3章 職種別シーンマニュアル……看護師(手術)

☐ あなたの手術室は1番です。	Your operating room is No.1.
☐ こちらがあなたの手術室です。	This is your operating room.
☐ 緊張されていますか。	Do you feel nervous?
☐ 麻酔は心配いりませんよ。	Don't worry about the anesthesia.
☐ 手術は心配いりませんよ。	Don't worry about your surgery.
☐ 手術室のベッドは温めてありますので、リラックスしていただけると思います。	We've already warmed up your operating bed, so I'm sure you will feel comfortable.
☐ 手術中は私たちが一緒におります。安心してください。	We will be with you during the surgery, so don't worry about anything.
☐ 何かございましたら、遠慮なくお声掛けください。	If you have any questions, feel free to ask us.

コラム 17 "Your pain will go away soon. (じきに痛みは治るでしょう)"

　手術や治療の過程で痛みをともなう場合に、患者さんに「じきに治りますよ。」と声を掛けることがありますが、この場合の "pain" には、"go away" や "lessen" を用いて、「治る」ということを言い表します。

　同じく「治る」という意味の "heal" は切開後の傷あとや骨折箇所に対して「良くなる」という意味合いで用います。「痛み」が良くなることは、"heal" ではなく、"lessen" や "go away" で表現しましょう。

file・28 →71

退室

☐ 手術は終了しました。	We're all finished.
☐ 痛いところはありますか？	Where do you feel pain?
☐ 喉が痛みますか？	Is your throat sore?
☐ 痛みはそのうち良くなります。	It will heal soon, so please don't worry.
☐ 手や足にしびれを感じますか？	Do you feel numbness in your arms and legs?
☐ 手や足を動かしてください。	Please move your arms and legs.
☐ 吐き気はありますか？	Do you feel nauseous?
☐ 痰を吸いますね。	I'm going to remove the phlegm.
☐ 痰を出すために大きく咳をするようにしてください。	Please try to give a big cough, so that we can remove some phlegm.
☐ これから病室に戻ります。	You are going back to your room now.
☐ こちらのベッドに移動します。	You are going to move to this bed.

第3章 職種別シーンマニュアル 看護師（手術）

☐	私たちが安全に移動させますので、ご自分で動かないでください。	Do not move by yourself. Let us help move you safely to another bed.
☐	身体がこちら側（右側）に傾きます。	We'll need to turn you sideways, on your right side.
☐	背中の下に、敷物を挟みます。	Let me put a slider under your back.
☐	それでは身体を動かします。	Now, we are going to move you to the bed.
☐	次は体が反対側（左側）に傾きます。	Next, we'll need to turn you sideways, on your left side.
☐	病衣を着ましょう。お手伝いいたします。	You need to change into your clothes. Let me help you.
☐	それでは、これから病室に移動します。	Now, you are going back to your room.
☐	お疲れだと思いますので、しっかりお休みください。	You must be tired. Please have a good rest.
☐	ICU病棟の看護師に引き継ぎます。	Let me hand you over to the ICU nurse.
☐	今日はゆっくりお休みください。	Please take a good rest today.

● 手術室の設備・備品名称

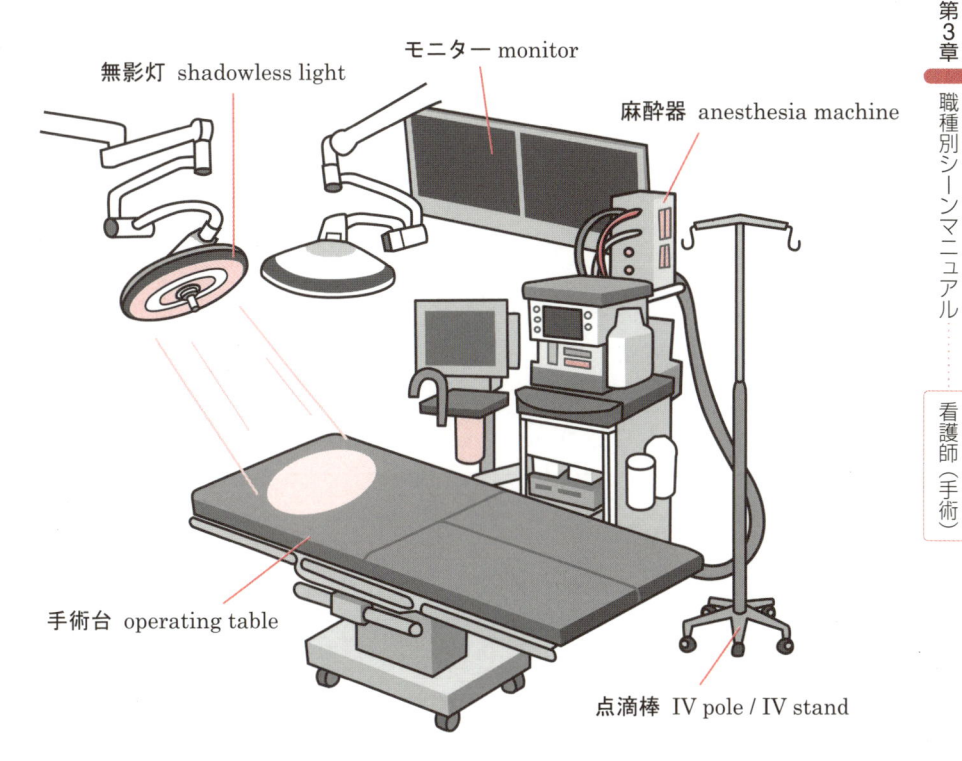

無影灯 shadowless light
モニター monitor
麻酔器 anesthesia machine
手術台 operating table
点滴棒 IV pole / IV stand

第3章 職種別シーンマニュアル……看護師（手術）

Ⅲ 薬剤師

1…お薬窓口

　現在、医薬分業の進展にともない、外来処方箋の調剤は院外の薬局で行うという体制が推奨されています。東大病院でも原則、薬の処方は院外処方としています。ここでは病院のお薬窓口での院外処方箋の取り扱いに関する説明や院外薬局への案内を取り上げています。

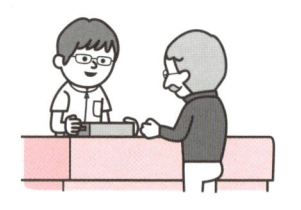

場面 /Situation　～外国人の患者さんに院外処方箋の取り扱いについて説明します～

まずは**何も見ずに**音声を聞き、聞き取ることができたものにチェック（☑）を入れましょう。

| □院外処方箋を説明する | □保険薬局を説明する | □院外処方箋の提出期限を説明する |

語彙 /Vocabulary

日本語を見て、瞬間的に英単語・フレーズ単位で英語が言えるように練習しましょう!

処方する	プリスクライブ prescribe
処方箋	ザ　プリスクリプション the prescription
院外	アウトサイド　ザ　ホスピタル outside the hospital
薬を受け取る	ピック　アップ　ユア　メディケイション pick up your medication
薬局	ファーマスィー pharmacy （会話中では院外の保険薬局を指しています。）
処方箋発行より4日以内	ウィズィン　フォー　デイズ　オブ　ザ within four days of the プリスクリプション　ビーイング　イシュード prescription being issued
提出する	サブミット submit
治験	クリニカル　スタディ clinical study
時間外	アフター　ノーマル　ビジネス　アワーズ after normal business hours

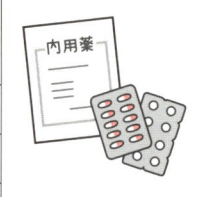

最重要フレーズ / Very Important Phrases

✚ **Can I see the prescription?**
（処方箋を確認いたします。）

✚ **This prescription is to be used outside the hospital. So, you need to pick up your medication at a pharmacy.**
（この処方箋は院外処方箋です。外の保険薬局でお薬を受け取ってください。）

✚ **You should submit your prescription and get your medication at a pharmacy within four days of the prescription being issued.**
（4日以内に処方箋を出して、お薬をお受け取りください。）

重要ポイント / Useful Phrases

外国人の患者さんの中には、日本の処方箋の取り扱い方法がわからない方もいます。院外処方箋の取り扱いや保険薬局についての説明は、丁寧にするようにしましょう。

✚ 日本全国どちらの保険薬局でも受付しています。
You can pick up your medication at any pharmacy in Japan.

✚ 病院の近く、駅前、街中など様々なところに保険薬局があります。
There are several pharmacies, near the hospital, near the railway station and also around town.

🔊 file・29 →72

お薬窓口
（⇒第4章 イラスト⑩参照）

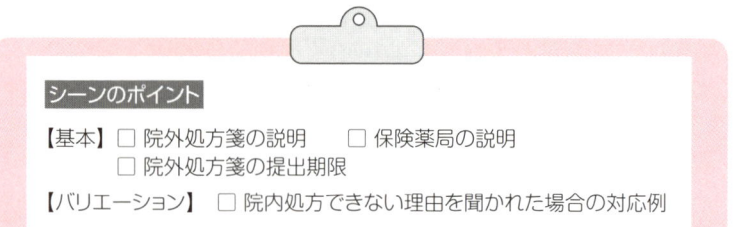

シーンのポイント
【基本】　☐ 院外処方箋の説明　　☐ 保険薬局の説明
　　　　☐ 院外処方箋の提出期限
【バリエーション】　☐ 院内処方できない理由を聞かれた場合の対応例

基本

医師からお薬が処方されました。　*I've been prescribed some medication by my doctor.*

☐ 処方箋を確認いたします。　Can I see the prescription?

☐ ハリスさんですね。　You're Mr. Harris?

はい。　*Yes.*

院外処方箋の説明

☐ この処方箋は院外処方箋です。外の保険薬局でお薬を受け取ってください。　This prescription is to be used outside the hospital. So, you need to pick up your medication at a pharmacy.

どこの保険薬局へ持っていけばいいですか。　*Which pharmacy should I go to?*

保険薬局の説明

☐ 日本全国どちらの保険薬局でも受付しています。　You can pick up your medication at any pharmacy in Japan.

☐ 病院の近く、駅前、街中など様々なところに保険薬局があります。

There are several pharmacies, near the hospital, near the railway station and also around town.

いつまでに処方してもらえばいいですか。

When should I submit my prescription?

院外処方箋の提出期限

☐ 4日以内に処方箋を出して、お薬をお受け取りください。

You should submit your prescription and get your medication at a pharmacy within four days of the prescription being issued.

わかりました。

All right.

☐ お大事になさってください。

Take care.

バリエーション

院内処方できない理由を聞かれた場合の対応例

ここではお薬はもらえないのですか?

Can't I get my medication here?

☐ 原則として、当院ではお渡ししません。

In principle, we don't allow medication collection here.

☐ 院外にある保険薬局で、お薬を受け取っていただいています。　We ask the patients with prescriptions issued for outside the hospital to collect their medication from a pharmacy.

☐ 院内処方の薬の受け取りは、治験薬、希少薬、緊急時や時間外などの特別な場合に限られます。　Prescriptions for within the hospital are only prepared in special cases, such as medication being used in clinical studies, rare medications and when there is an emergency or a prescription is received after normal business hours.

コラム 18 "prescription" は発音注意!

"Can I see the prescription?"（処方箋を確認いたします。）と発話する際は、"prescription" の発音に気をつけましょう。カタカナ発音ではなく、英語の発音を意識しながら音読に取り組むことで、正しい音が身につきます。

○：pre/scri/ption（プリ スクリ プション）（処方箋[名詞]）
○：pre/scribe（プリ スクライブ）（処方する[動詞]）
×：prescription（プレスクリプション）

院内英会話講習参加者の体験談

先日外来の受付で日本語がまったく話せない外国人の患者さんに院外処方箋の取り扱いについて聞かれました。日本の病院を受診するのは初めてだったようです。そこで、院内英会話講習で習った会話を思い出して院外処方箋の取り扱いや期限について英語で説明することができました！ 今まで英語に苦手意識が強かったのですが、簡単なフレーズを覚えただけでも、現場ですぐに役立つことがわかり自信がつきました。なによりも困っていた患者さんの役に立つことができてとても嬉しいです。まだまだ聞き取れないこともありますが、まずは苦手と思わずに外国人の患者さんがいらしたら積極的に話し掛けたいと思います。これからも英語の学習を継続できるよう頑張ります!!

● 現場での服薬指導に役立つ表現

外国人の患者さんへ薬の説明をする場合に重要なことは、シンプルかつ正確にはっきりと伝えることです。以下のフレーズを覚えておけば、あとは＜　＞内を入れ替えるだけで応用が効きます。瞬時にフレーズが出るよう、何度も声に出して練習してみましょう。

①薬の服用方法の説明

□1回＜　＞錠、1日＜　＞回、＜　＞日間お飲みください。

Take ___ tablet(s) ___ times a day for ___ days.

□この薬は＜症状＞に飲んでください。

Take this medicine when needed for _____.

⇒ 痛い時 pain ／熱が出た時 fever ／咳が出る時 coughing ／下痢の時 diarrhea

□この薬は＜いつ＞飲んでください。

Take this medicine _____.

⇒ 朝 in the morning ／昼 in the afternoon ／夜 in the evening ／食後 after meals ／食間 between meals ／食前 before meals ／寝る前 before bedtime

※薬の剤形に関しては第4章［指さしイラスト］"薬剤の剤形と使用方法一覧"(p.230)もご参照ください。

②薬効の説明

"for＜疾患＞"だけで薬効の説明は可能です。代表的な疾患を覚えておくと必要な時に役立ちます。

□これは＜疾患＞に対する薬剤です。

This medicine is for _____.

⇒ 高血圧 high blood pressure ／不整脈 irregular heartbeat ／高脂血症 high cholesterol ／胃潰瘍 gastric ulcer ／癌 cancer ／アレルギー allergy ／うつ病 depression ／喘息 asthma

III 薬剤師　2…持参薬確認

　医療の質の向上および医療安全の確保の観点から、薬剤師が病棟で業務を行う機会が増えてきています。東大病院でも各病棟に薬剤師を配置し、チーム医療の一員として積極的に患者さんの薬物療法にかかわっています。ここでは、患者さんが入院した際に行う「持参薬確認」のシーンを取り上げています。持参薬を正確に把握すると共に、服薬アドヒアランスやサプリメント・健康食品などの服用状況、副作用・アレルギー歴の確認を十分に行う必要があります。入院後、患者さんに最適な薬物療法を提供するためにも、聞き漏らしのないよう丁寧に聴取することが重要です。

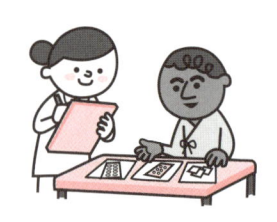

場面 /Situation　～ 外国人の患者さんが持参した薬剤を確認します ～

まずは何も見ずに音声を聞き、聞き取ることができたものにチェック（☑）を入れましょう。

| □持参薬の確認 | □服薬アドヒアランスの確認 | □一般用医薬品・健康食品・サプリメントの確認 | □薬での副作用やアレルギー歴の確認 |

語彙 /Vocabulary

日本語を見て、瞬間的に英単語・フレーズ単位で英語が言えるように練習しましょう！

常用薬（普段飲んでいる薬）	medication you normally take（メディケイション ユー ノーマリィ テイク）
管理する	manage（マネージ）
飲み忘れる	forget to take（フォーゲットゥ テイク）
風邪	cold（コールド）
健康食品	health food（ヘルス フード）
サプリメント	supplements（サプリメンツ）
アレルギー（反応）	allergic reaction（アラージック リアクション）

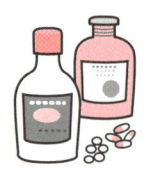

156

最重要フレーズ /Very Important Phrases

➕ **Are you taking any medication?**
（現在何かお薬を飲んでいますか？）

➕ **How many times a day do you take these?**
（これらのお薬は1日何回飲んでいますか？）

➕ **Have you ever fallen ill or had an allergic reaction after taking any medication?**
（今まで、お薬を使用して具合が悪くなったり、アレルギーが出たことはありますか？）

重要ポイント /Useful Phrases

服薬アドヒアランスの確認や健康食品・サプリメントの確認の際は「声のトーン」に注意しましょう。語調が強くなると、問いただしているような印象を与えかねません。患者さんの話を傾聴しながら、必要な情報を引き出していくことが重要です。外国人の患者さんの中で、お薬手帳を持参している方は少ないですが、海外で渡されたお薬情報シートを持ってきている場合がありますので、はじめにお薬に関する資料を持っているかを確認することも必要です。

参考：お薬手帳を持っていますか？
Do you have your medication record booklet?

➕ お薬はご自身で管理されていますか？
Do you manage your medication yourself?

➕ お薬を飲み忘れることはありませんか？
Do you ever forget to take your medication?

➕ 健康食品やサプリメントは使っていますか？
Do you eat any health foods or take any supplements?

第3章 職種別シーンマニュアル 薬剤師

◀ file・30 →73　　　　　　　　　　　　　Date

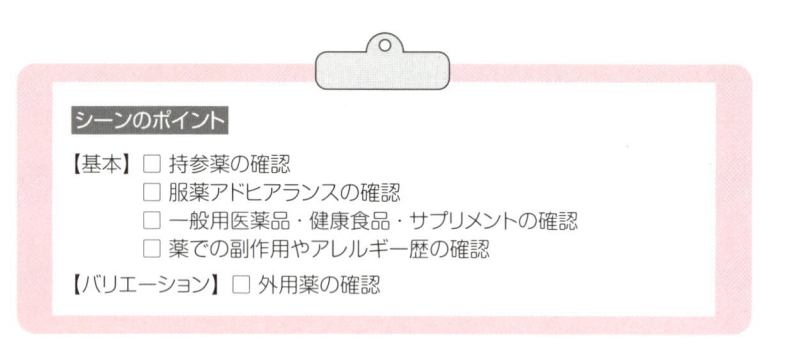

持参薬確認

> **シーンのポイント**
> 【基本】 □ 持参薬の確認
> 　　　　 □ 服薬アドヒアランスの確認
> 　　　　 □ 一般用医薬品・健康食品・サプリメントの確認
> 　　　　 □ 薬での副作用やアレルギー歴の確認
> 【バリエーション】 □ 外用薬の確認

基本

持参薬の確認

□ 現在何かお薬を飲んでいますか？
　　Are you taking any medication?

　　はい。
　　Yes.

□ 常用しているお薬を見せてください。
　　Can you show me the medication you normally take?

　　今飲んでいるのはこの3種類です。
　　I'm taking these three.

□ これらのお薬は1日何回飲んでいますか？
　　How many times a day do you take these?

　　これら2種類の薬は1日3回、毎食後に飲んでいます。
　　I take these two, three times a day after every meal.

　　この薬は眠れない時に飲みます。
　　I also take this one when I can't sleep.

158

[服薬アドヒアランスの確認]

- お薬はご自身で管理されていますか?

    Do you manage your medication yourself?

    はい。

    Yes.

- お薬を飲み忘れることはありませんか?

    Do you ever forget to take your medication?

    月に 1、2 回は忘れてしまいます。

    I maybe forget once or twice a month.

- 寝つきを良くするお薬は、どれくらいの頻度で飲みますか?

    How often do you take medication to get to sleep?

    週に 2、3 回は飲みます。

    Two or three times a week.

- これらのお薬は病院で処方されたものですか?

    Were these medications prescribed to you by this hospital?

    はい。

    Yes.

[一般用医薬品・健康食品・サプリメントの確認]

- 薬局で買ってお使いの薬はありますか?

    Are you taking any medication bought from a drugstore?

    はい、あります。この薬を、風邪をひいた時に飲んでいます。

    Yes, I take this medication when I catch a cold.

☐	風邪の時は1日何回飲みますか？	When you have a cold, how many times a day do you take it?
	1日3回飲みます。	*Three times a day.*
☐	わかりました。	I see.
☐	健康食品やサプリメントは使っていますか？	Do you eat any health foods or take any supplements?
	使っていません。	*No.*

薬での副作用やアレルギー歴の確認

☐	今まで、お薬を使用して具合が悪くなったり、アレルギーが出たことはありますか？	Have you ever fallen ill or had an allergic reaction after taking any medication?
	ないと思います。	*Not that I know of.*
☐	わかりました。	All right.

バリエーション

外用薬の確認

☐	目薬や塗り薬、貼り薬は使っていますか？	Do you use any eye medication, or any medication that you put on your skin, such as lotions or medicated patches?
	これらの目薬を目が乾いた時にさしています。	*I use these eye drops when my eyes are dry.*

☐ 目薬は1日何回使いますか?　　How many times a day do you use these eye drops?

　　1日4回くらいです。　　About four times a day.

コラム 19　薬は飲むもの？ 服用するもの？

日本では通常、錠剤などを使用することを「飲む」と表現しますが、一般に英語圏の国では、薬は「飲む」ものではなく「服用する」ものです。「薬を飲んでください。」と指示する時、日本人はその文化的な背景から "drink" を無意識に選択してしまいがちですが、"take" を用いましょう。

Please take this capsule/tablet/powder pack once/twice/three times a day after meals.
(1日 1/2/3 回、食後に、このカプセル/錠剤/粉薬を服用してください。)

※「飲んでください」と指示することができるのは、「液体状」のもの、つまりは「シロップ剤」などに限定されます。

●外国人旅行者に処方頻度の高い薬剤一覧

患者さんに説明する際には医療従事者のみが使用する難しい表現ではなく、できるだけ平易な表現を使うほうが好まれます。以下の単語はネイティブがよく使う単語ですので、覚えておくと役立ちます。また自身が海外で体調を崩し、薬が欲しい時にも使える表現です。

抗生物質	antibiotic	胃薬	stomach medicine
解熱剤	fever reducer	痛み止め	pain killer
風邪薬	cold medicine	かゆみ止め	anti-itching medication
吐き気止め	antiemetic	咳止め	cough medicine
下痢止め	antidiarrheal	睡眠薬	sleeping pill
便秘薬	laxative	湿布	compress

※主な症状に関しては p.125, 216 も参照してください。

IV 臨床検査技師　採血・心電図・呼吸機能検査・腹部エコー

ここでは様々な検査のうち、特に頻度の高い採血、心電図、呼吸機能検査、エコー検査の内容をまとめています。

語彙 /Vocabulary

日本語を見て、瞬間的に英単語・フレーズ単位で英語が言えるように練習しましょう!

採血	blood collection / phlebotomy* （ブラッド コレクション／フレボトミー）
駆血帯	a tourniquet （ア ターニケット）
握る	grip （グリップ）
ちくっとする	feel a needle prick （フィール ア ニードル プリック）
押さえる	press （プレス）
脱ぐ	take off （テイク オフ）
着る	put on （プット オン）
仰向け	lie face up （ライ フェイス アップ）
電極	the electrodes （ズィ エレクトローズ）
手首	wrist （ゥリスト）
足首	ankle （アンクル）
身長と体重	height and weight （ハイト アンド ウエイト）
（息を）吸う	breathe in (inhale) （ブリーズ イン インヘイル）
（息を）吐く	breathe out (exhale) （ブリーズ アウト エクスヘイル）
右/左を向いて横になる	lie down facing right/left （ライ ダウン フェイシング ゥライト レフト）
ゼリーをふき取る	wipe the gel off （ワイプ ザ ジェル オフ）

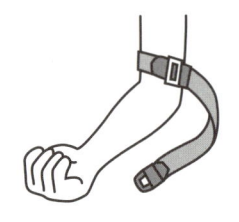

＊専門用語として phlebotomy は覚えておく必要がありますが、簡単な単語の blood collection がすぐに出るようにしましょう。

162

最重要フレーズ / Very Important Phrases

- **May I have your full name and date of birth?**
  （フルネームと生年月日を教えてください。）

- **Are you allergic to alcohol?**
  （アルコールアレルギーはありますか?）

- **Please relax.**
  （楽にしていてください。）

- **We're finished. Please take care.**
  （終了しました。お大事になさってください。）

第3章　職種別シーンマニュアル　臨床検査技師

重要ポイント / Useful Phrases

日本語で検査の説明をする時に比べると、倍以上の時間を要してはいませんか?「該当する英語が身体に入っていない」だけであって、皆さんは業務においてはプロフェッショナルです。自信を持って患者さんに対応することができるよう、実際に動きながら、音読する=「動作にフレーズをつなげていく」イメージを大切に練習しましょう。

- 動かないでください。
  Please remain still.

- 確認のために、同じ検査をもう一度行います。
  We're going to repeat the same test, just to make sure the results are accurate.

- 検査終了です。
  This is the end of the test.

🔊 file・31 →74　　　　　　　　　　　　　Date

採血

　採血は頻繁に行われる医療行為のひとつですが、痛みをともなうので、少しでも不安を除くことができるよう丁寧な説明を心掛けます。

シーンのポイント

【基本】　□ 受付　□ 採血案内
　　　　　□ 採血実施・採血本数の確認
　　　　　□ アルコールアレルギーの確認
　　　　　□ 採血中の痛み・しびれ・気分不良の確認
　　　　　□ 採血後対応の説明
【バリエーション】　□ 採血者交代の説明　□ 止血の説明

基本

受付

□ 診察券を確認いたします。　　May I see your patient ID card?

□ ウィリアムズさん、本日は採血です。　　Mr. Williams, we're going to collect some of your blood today.

□ 採血室は正面にございます。　　The phlebotomy room is the room straight ahead of you.

□ 番号でお呼びいたします。　　You'll be called by your number.

採血案内

□ 16番の方、こちらへお願いします。　　The patient with card No.16, could you please come this way?

- [ ] どうぞお掛けください。　　　Please have a seat.

- [ ] フルネームを教えてください。　May I have your full name?

　　🧑 ベン・ウィリアムズです。　　*My name is Ben Williams.*

採血実施・採血本数の確認

- [ ] 本日は、3本分お採りします。　Today, I'm going to be filling three tubes of blood.

- [ ] 腕を拝見します。　　　　　　Would you show me your arm, please?

- [ ] 袖をまくってください。　　　Would you roll up your sleeve, please?

- [ ] 駆血帯を巻きます。　　　　　I'm going to put this tourniquet on your arm.

- [ ] ［やって見せながら］
　　親指を中にしてこのように軽く握ってください。　Put your thumb inside your palm and grip it gently, like this.

アルコールアレルギーの確認

- [ ] アルコールアレルギーはありますか？　Are you allergic to alcohol?

　　🧑 ありません。　　　　　　　*No, I'm not.*

- [ ] 腕を消毒します。　　　　　　I'm going to put some alcohol disinfectant on your arm.

第3章　職種別シーンマニュアル　臨床検査技師

- [ ] では、採血します。　　Now, I'm going to take a blood sample.

- [ ] ちくっとします。　　You're going to feel a needle prick.

|採血中の痛み・しびれ・気分不良の確認|

- [ ] 痛み、しびれはありませんか？　　Do you feel any pain or numbness?

　　ありません。　　*No, I don't.*

- [ ] ご気分はお変わりありませんか？　　Do you have any strange sensations?

　　大丈夫です。　　*I'm all right.*

- [ ] 手を開いていただいて結構です。　　You can open your hand now.

|採血後対応の説明|

- [ ] 終わりましたので針を抜きます。　　Okay, I'm finished. Now, I'm going to take out the needle.

- [ ] こちらを押さえてお待ちください。　　Press down here and hold it for a while.

- [ ] 揉まないでください。　　Be sure not to rub it.

- [ ] 絆創膏でお留めします。　　I'm going to put a bandage on it.

☐ まだ完全に出血は止まっていません。	The bleeding hasn't completely stopped yet.
☐ しっかり5分間押さえてください。	Press here for 5 minutes or so.
☐ お疲れ様でした。終了しました。お大事になさってください。	Thank you, we're finished. Please take care.

バリエーション

☐ いつもどこから採血していますか?	Where are your blood samples usually taken from?
☐ ここからでもよいですか?	Is this part okay?
☐ 申し訳ありません。もう一度、採血させてください。	I'm sorry. Let me try again.

採血者交代の説明

☐ 大変申し訳ありません。採血者を交代いたします。	I'm very sorry. I'll get someone else.

止血の説明

☐ 血液は止まりにくい方ですか?	If you bleed, does it take a long time to stop?
はい。	*Yes.*
☐ (止血)バンドをいたします。	I'm going to put this band on your arm.

◀ file・32 →75　　　　　　　　　　Date

心電図

ベッドに寝た状態で両手首・両足首・胸部に電極を付け，心臓が動く時に出るわずかな電気を記録する検査です。術前検査として必ず行います。

シーンのポイント

【基本】　☐ 検査前準備の説明
　　　　☐ アルコールアレルギーの確認
　　　　☐ 電極を付ける説明
　　　　☐ 検査後の説明
【バリエーション】☐ 女性の場合の説明
　　　　　　　　☐ 筋電図混入時のお願い

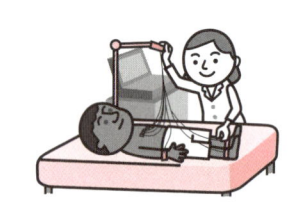

基本

☐ ウィリアムズさん、こちらへお入りください。
Mr. Williams, please come in.

☐ ドアに鍵をかけますので、お帰りの際に開けてください。
I'm going to lock the door. Please leave it unlocked when you leave.

検査前準備の説明

☐ こちらで検査の準備をしてください。
Please prepare for the test here.

☐ 上半身は裸で、足首が見えるようにしてください。
Take off your clothes, so that you're naked from the waist up, and your ankles are visible.

☐ 準備ができましたら、ベッドに仰向けに寝てお待ちください。
When you're ready, lie face up on the bed and wait.

- [ ] 準備はよろしいでしょうか？ — Are you all set?
  - 準備できました。 — *I'm ready.*
- [ ] 失礼します。入ってもよろしいですか？ — Excuse me. May I come in?
  - はい。 — *Okay.*
- [ ] フルネームと生年月日を教えてください。 — May I have your full name and date of birth?
  - ベン・ウィリアムズです。1970年5月5日生まれです。 — *My name is Ben Williams. I was born on May 5th, 1970.*

アルコールアレルギーの確認

- [ ] アルコール綿でかぶれたことはありますか？ — Have you ever had a rash from alcohol swabs?
  - ありません。 — *No, I haven't.*
- [ ] では、アルコール綿で手首足首を拭きます。 — Okay, then I'm going to use some swabs to wipe your wrists and ankles.

電極を付ける説明

- [ ] 電極を付けます。 — I'm going to put the electrodes on.
- [ ] 胸にも電極を付けます。 — I'm going to put the electrodes on your chest, too.
- [ ] 心電図をとりますので、体の力を抜いて楽にしていてください。 — I'm going to start the test, so please relax.

| ☐ このまま記録を続けます。 | I'm going to carry on recording. |

検査後の説明

☐ 終了しました。電極を外します。	The test is over. I'm going to take off the electrodes.
☐ お着替えをお願いします。	Please put on your clothes.
☐ ドアに鍵がかかっていますので、開けて出てください。	The door is locked, so please leave it unlocked when you leave.
☐ お大事になさってください。	Please take care.

バリエーション

女性の場合の説明

| ☐ ストッキングを脱いでください。 | Remove your stockings. |
| ☐ バスタオルをかけて、ベッドに仰向けに寝てお待ちください。 | Lie face up on the bed, cover yourself with a bath towel and wait. |

筋電図混入時のお願い

| ☐ もう少し力を抜いてください。 | Relax a little more. |

(筋電図混入時の波形)

file・33 →76　　　　　　　　　　　　　Date

呼吸機能検査

　換気障害の程度や手術を行う前の肺・気道の状態を見ます。患者さんに協力してもらう必要がある検査なので、意思疎通が検査をうまく行うポイントです。

シーンのポイント

【基本】　□ 身長体重の測定
　　　　　□ 検査内容の説明
　　　　　□ 肺活量（説明・実施）
　　　　　□ フローボリューム曲線（説明・実施）
【バリエーション】□ 再検査時の説明

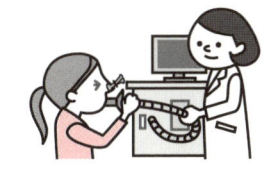

基本

身長体重の測定

□ 身長と体重を測定します。　　　Let me measure your height and weight.

□ 背筋を伸ばしてください。　　　Straighten your back, please.

□ 動かないでください。　　　　　Please remain still.

□ こちらにお掛けください。　　　Please have a seat here.

検査内容の説明

□ 本日は2種類の検査を行います。　We're going to do two tests today.

□ どちらの検査も、マウスピースをくわえ、ノーズクリップで鼻を閉じ、口呼吸で検査を行います。　For both of the tests, I'd like you to put the mouthpiece in your mouth, close your nose with a nose clip and breathe through your mouth.

第3章 職種別シーンマニュアル｜臨床検査技師

171

- [ ] 背筋は伸ばし、背もたれに寄りかからないようにしましょう。　Sit up straight, and please don't lean on the back of the chair.

肺活量

検査の説明

- [ ] まず1つ目の検査です。　Now, we're going to do the first test.
- [ ] はじめに、通常の呼吸をします。　First, breathe normally.
- [ ] もう一度通常の呼吸をします。　Breathe in normally again.
- [ ] 次に私が指示をしたら、息を吐けなくなるまで吐ききります。　When I say so, breathe out completely, until you have nothing left to breathe out.
- [ ] その後、大きく息を吸い、もう一度、最後まで息を吐ききります。　Then, take a deep breath, and then breathe out completely again.
- [ ] では、背筋を伸ばしてください。　Now, straighten your back, please.
- [ ] マウスピースをくわえてください。　Please hold the mouthpiece in your mouth.
- [ ] ノーズクリップで鼻を挟みます。　Let me pinch your nose with the nose clip.

| ☐ 痛くはありませんか？ | Does this hurt? |

検査の実施

☐ それでは検査を開始します。	Now, let's start.
☐ はじめに、通常の呼吸をします。	First, please breathe normally.
☐ 吸って、吐いて、吸って、吐いて。	Breathe in, breathe out, breathe in, breathe out.
☐ 次に、息を吸ったら、吐けなくなるまで吐ききってください。フー！	Next, when you breathe in, breathe out all the way to your limit. FUUUUU!!
☐ 苦しくなったら大きく吸って、吸って、吸って、吸ってー！	When it comes to the point when you can't breathe out any more, breathe in, in, in!!
☐ 吸えなくなったら最後まで吐いて、吐いて、吐いて、吐いてー！まだまだもっと！	Now, if you can't breathe in any longer, then breathe out all the way! Breathe out, out, out! More, more, more!!
☐ 苦しくなったら、少し息を吸ってください。	If you can no longer breathe out then breathe in slightly.
☐ マウスピースを外しますので口を開けてください。	Please open your mouth, so I can take the mouthpiece out.
☐ 以上で終了です。	Okay, this is the end of the test.

フローボリューム曲線

検査の説明

- [ ] ここから2つ目の検査です。 Here's the second test.

- [ ] はじめに、通常の呼吸をします。 First, please breathe normally.

- [ ] 呼吸が安定したら大きく吸って、一気に勢いよく吐きだし、そのまま最後まで完全に吐ききります。 When your breathing is stable, breathe out strongly in one go, and then keep breathing out completely until you can't breathe out any more.

検査の実施

- [ ] それでは検査を開始します。 Now, let's start.

- [ ] はじめに、通常の呼吸をします。 First, please breathe normally.

- [ ] 吸って、吐いて、吸って、吐いて。 Breathe in, breathe out, breathe in, breathe out.

- [ ] 次の呼吸で大きく吸って、吸って、吸って、一気に強く吐いて! フー!! Next, breathe in deeply, breathe in, breathe in, then breathe out hard in one go! FUUUUU!!

- [ ] 吐いて、吐いて、吐き続けて! Keep breathing out, out, out!

- [ ] 苦しくなったら、少し息を吸ってください。 If you can no longer breathe out, then breathe in slightly.

☐ お疲れ様でした。	That was good work.
☐ 検査終了です。	This is the end of the test.
☐ お大事になさってください。	Please take care.

> バリエーション

`再検査時の説明`

☐ （うまくいかなかったので）もう一度やりましょう。	Let's try once again.
☐ 確認のために、同じ検査をもう一度行います。	We're going to repeat the same test, just to make sure the results are accurate.

コラム 20　breath/breathe in・out, inhale/exhale それぞれの使い方

　大多数の患者さんは、"inhale（息を吸う）/exhale（息を吐く）" という指示を理解できると思われますが、これらを、"breathe" を用いて表現する時には、発音に十分に気を配る必要があります。

　"Breathe in・out"（ブリーズ イン・アウト）（息を吸う・吐く）

　"Take a deep breath and hold your breath."（ブレス／ブレス）
　（深く息を吸って、そのまま止めてください。）

　"th" の発音は日本語には無い発音のため、たくさん音読をして、"th" を言える筋肉を口に中に作りましょう！

第3章　職種別シーンマニュアル

臨床検査技師

腹部エコー

エコー検査は超音波を用いて体の内部を観察する無侵襲の検査法です。異常構造物の有無だけでなく、その大きさやある程度の性状を知ることができ、また血液の流れる方向や速さを調べることもできます。

シーンのポイント

【基本】　□ 検査準備の説明
　　　　　□ 動作の指示
【バリエーション】□ 女性の場合の説明
　　　　　　　　　□ 心エコーへの応用

基本

□ ウィリアムズさん、3番の検査室にお入りください。
Mr. Williams, please enter Examination Room No. 3.

□ フルネームと生年月日を教えてください。
May I have your full name and date of birth?

　ベン・ウィリアムズです。1970年5月5日生まれです。
　My name is Ben Williams. I was born on May 5th, 1970.

□ ありがとうございます。
Thank you.

検査準備の説明

□ 上半身は裸になって、ズボンは腰まで下げてください。
Take off your clothes, so that you're naked above the waist, and lower your trousers down to your hips.

□ 次に、履物を脱いでベッドに仰向けになってください。
Next, please take off your shoes and lie face up on the bed.

動作の指示

- ☐ 手を頭の上にあげてください。　　Put your hands above your head.
- ☐ 息を吸ってください。　　Breathe in.
- ☐ 息を止めてください。　　Hold your breath.
- ☐ 息を吐いてください。　　Breathe out.
- ☐ 楽になさってください。　　Relax.
- ☐ 左を向いて横になってください。　　Lie down facing left.
- ☐ 右を向いて横になってください。　　Lie down facing right.
- ☐ うつ伏せになってください。　　Lie face down.
- ☐ 四つん這いになってください。　　Get down onto all fours.
- ☐ あごを上げて首を伸ばしてください。　　Lift your head up, and stretch out your neck.
- ☐ 頭を左右に向けてください。　　Turn your head to the left, and then right.
- ☐ ベッドが上がります。　　I'm going to raise the bed.
- ☐ ベッドの背もたれが上がります。　　I'm going to raise the backrest of the bed.
- ☐ これでエコーの検査は終了です。　　Okay, this is the end of the echography.

👤 ありがとうございました。　　*Thank you very much.*

☐ こちらのタオルで、体のゼリーをふき取ってください。

Please use this towel to wipe the gel off your body.

☐ 使い終わったタオルはタオル入れに入れておいてください。

Put the towel in the towel bin when you finish using it.

☐ お大事になさってください。

Please take care.

バリエーション

女性の場合の説明

☐ 服を脱いで薄い下着1枚になり、胸の下までまくって、おなかが出るようにしてください。

Take off your clothes so that you're wearing one layer of undergarments, and roll your clothing below your chest upwards so that your belly is exposed.

心エコーへの応用

☐ 検査前に測定した血圧の測定結果をいただきます。

May I have the blood pressure results you measured before the test?

☐ 身長と体重を教えてください。

Please tell me your height and weight.

- ☐ 〔女性患者に対して〕この検査着に着替えてください。検査着の紐は結ばないでください。

  Please change into this examination gown. There's a strap, but please don't tie it.

- ☐ 匂いを嗅ぐように「くんくん」と息を吸ってください。

  Please sniff with your nose.

コラム 21　体位の英語表現

"Please lie on your stomach/back/left side/right side."

診察や検査の過程において、患者さんは様々な体位をとらなければなりません。「仰向け」にならなければならない時、"Please lie on your back."（背中を下にして横になってください。）と指示したり、"face up/down" というように、"face" を用いて表現することも可能です。（※うつ伏せ =Please lie face down.）

コラム 22　「おへそ」について

手術や検査の過程において、"Please look at your navel like this."（このようにおへそを見てください。）と患者さんに指示しなければならないことがあります。へそ ="navel"（ネーヴル）（可算名詞）と、専門用語を覚えることも重要ですが、"belly button"（ベリー バトゥン）という語彙も一緒に覚えておきましょう。同様に「おへそ」を意味しています。

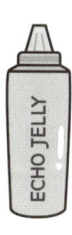

V 診療放射線技師

胸部撮影・骨撮影・CT 撮影・MRI 撮影（腹部）

ここでは、様々な検査のうち、特に頻度の高い胸部撮影、骨撮影、CT 撮影、MRI 撮影の内容をまとめています。

語彙 /Vocabulary

日本語を見て、瞬間的に英単語・フレーズ単位で英語が言えるように練習しましょう！

撮影	scan（スキャン）
更衣室6番	Changing Room 6（チェンジング ルーム スィックス）
検査	examination（エグザミネィション）
装置	device（ディバイス）
合図・指示	instruction（インストラクション）
胸部	chest（チェスト）
腹部	abdomen（アブドメン）
大腿骨	thigh bone（サイ ボーン）
腰	hip（ヒップ）
骨盤	pelvis（ペルビス）
造影剤	the contrast media（ザ コントラスト メディア）／the contrast agent（ザ コントラスト エージェント）
正常な反応	a normal reaction（ア ノーマル ゥリアクション）
酸素量	the oxygen saturation（ズィ オキシジェン サーチュレイション）
測る	measure（メジュァ）
貼り薬	patches or medical tape（パッチィズ オァ メディカル テープ）
耳栓	earplugs（イァープラグス）
履物	footwear（フットウェア）
ボールを握る	squeeze this ball（スクィーズ ディス ボール）
息を止める	hold your breath（ホールド ユァ ブレス）

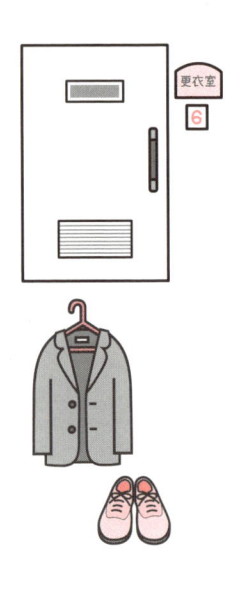

180

最重要フレーズ / Very Important Phrases

➕ **Does your shirt or underwear have any metal or buttons? If so, please take them off.**
（上着や下着にボタンや金属があると撮影に影響がありますので、取り外してください。）

➕ **Is this the correct side for the scan?**
（撮影を行うのは、こちら側で間違いありませんか？）

➕ **Stay still in that position, please.**
（そのまま動かずにいてください。）

重要ポイント / Useful Phrases

撮影時には患者さんに様々な方向を向いてもらったり、位置の微調整をすることがあります。ここではその際の簡単な説明方法を紹介します。

➕ 右側／左側を向いてください。	Turn to the right/left.
➕ ［壁を指しながら］こちらの壁を見てください。	Look toward this wall.
➕ 両手を上げてください。	Raise both your hands.
➕ ［動く方向を指しながら］少し動いてください。	Move a little.
➕ ［さらに移動が必要な時に］もう少し動いてください。	Just a little bit more.
➕ 結構です。そのまま動かないでください。	OK. Don't move.

第3章 職種別シーンマニュアル ── 診療放射線技師

🔊 file・35 →78　　　　　　　　　　　Date

胸部撮影

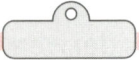

シーンのポイント
【基本】□ 着替えの案内
　　　　□ 撮影体位の案内
【バリエーション】□ 腹部撮影の手順

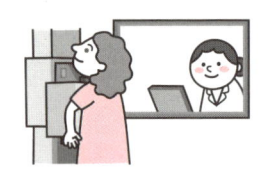

基本

撮影前準備・注意喚起

□ 本日は、胸部の撮影です。　　Today, we're going to scan your chest.

□ 診察券を確認いたします。　　May I see your patient ID card?

着替えの案内

□ では、更衣室6番にお入りください。　　Now, please go into Changing Room 6.

□ 上着や下着にボタンや金属があると撮影に影響がありますので、取り外してください。　　Does your shirt or underwear have any metal or buttons? If so, please take them off.

□ 準備が整いましたら、ここでお待ちください。　　When you're ready, please wait here.

□ 再度、ドアの反対側からお呼びいたします。　　I'll call you from the other side of the door.

□ お待たせしました。　　Thank you for waiting.

- [ ] 検査室にお入りください。 Come into the examination room, please.

撮影

- [ ] 本人確認のため、フルネームを教えてください。 For our confirmation, could you tell me your full name?

- [ ] こちらの装置で胸部の撮影をします。 We're going to use this device to scan your chest.

撮影体位の案内

- [ ] この装置に胸をつけて立ってください。 Stand up with your chest pressed against it.

- [ ] 装置を動かして位置を合わせます。 I'm going to move the device to adjust its position.

- [ ] 軽くあごを上げてください。 Lift your chin up slightly.

- [ ] [やって見せながら] 手のひらをこのように向けてください。 Turn your palms, like this.

- [ ] 撮影をします。 We're going to do the scan.

- [ ] 合図に合わせてください。 Follow my instructions, please.

- [ ] 大きく息を吸って、止めてください。 Please breathe in deeply, and hold your breath.

- [ ] 楽にしてください。 Relax. Now exhale.

☐	次に、体の向きを変えて撮影します。	Next, we're going to do a scan from a different angle.
☐	右を向いてください。	Turn to the right.
☐	両手を上げてください。	Raise both your hands.
☐	撮影をします。合図に合わせてください。	We're going to do the scan. Please follow my instructions.
☐	大きく息を吸って、止めてください。	Please breathe in deeply, and hold your breath.
☐	楽にしてください。	Relax.
☐	検査終了です。	We're all finished.

バリエーション

腹部撮影の手順

☐	腹部の撮影をします。	We're going to take a scan of your abdomen.
☐	履物を脱いで、検査台に仰向けになってください。	Please take off your shoes, and lie on your back on the x-ray table.
☐	こちらが頭側です。	Put your head here, please.
☐	ズボンを下げてください。	Lower your pants, please.
☐	位置を合わせます。	I'm going to adjust your position.

☐ 撮影をします。合図に合わせてください。	We're going to do the scan. Please follow my instructions.
☐ 軽く息を吸って、吐いて、止めてください。	Please breathe in lightly, breathe out, and hold your breath.
☐ 終わりました。	We're finished.
☐ ズボンを上げてください。	Please pull your pants up.
☐ 起き上がってください。	Please stand up.

コラム 23 "Please take off your clothing."

患者さんは、様々な検査の種類に合わせて、アクセサリーや衣服を外したり（脱いだり）付けたり（着たり）しなければなりません。"Please remove/take off your~(外して / 脱いで)" "You can keep on your ~（~はそのままで結構です）" という基本表現を覚えたら、それに続く名詞の種類を増やすだけで表現の幅は広がります。

Please remove/take off your ~
　shirt and trousers (for women) skirt/blouse/top/stockings/pantyhose…etc.

Please remove/take off your ~
　watch/ring/earrings/necklace/bracelet/glasses…etc.

You can keep your ~
　socks/underwear…etc **on**.

※採血や血圧（心電図）測定の場合には、以下の表現を用いましょう。

Please roll up your sleeve（スリーブ） above the elbow.
（肘の上まで袖口をまくってください。）

Please roll up your trouser legs to the knee, and roll down your socks.
（ズボンの裾を膝までまくって、靴下を下げてください。）

Please unbutton（アンボタン） your shirt/blouse so I can attach the monitors to your chest.
（シャツ（ブラウス）のボタンを外してください。胸にモニターを装着します。）

第3章 職種別シーンマニュアル / 診療放射線技師

骨撮影

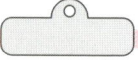

シーンのポイント
【基本】 □ 撮影部位を確認する
　　　　□ 撮影方法を伝える
【バリエーション】 □ 体の向きを変える

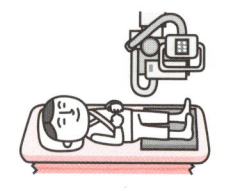

基本

撮影部位を確認する

□ 本日は、大腿骨の撮影です。
Today, we're going to do a scan of your thigh bone.

□ 診察券を確認いたします。
May I see your patient ID card?

□ 検査室にお入りください。
Please come into the examination room.

□ 本日は担当医から、右大腿骨の撮影依頼を受けています。
Today, the doctor has requested that we take a scan of your right thigh bone.

□ 撮影を行うのは、こちら側で間違いありませんか?
Is this the correct side for the scan?

撮影方法を伝える

□ 次に、履物を脱いで検査台に仰向けになってください。
Next, take off your shoes and lie on your back on the x-ray table.

☐ こちらが頭側です。	Put your head here, please.
☐ 右太ももの下に硬い板を入れます。	I'm going to put a stiff board under your right thigh.
☐ 痛みがあったら、すぐに教えてください。	Please tell me straight away if it hurts.
☐ 足を動かします。	I'm going to move your feet.
☐ そのまま動かずにいてください。	Stay still in that position, please.
☐ 撮影をします。	We're now going to do the scan.
☐ 終わりました。	We're finished.
☐ 検査終了です。	The scan is complete.

バリエーション

体の向きを変える

| ☐ 体の向きを変えて撮影します。 | We're going to do a scan from a different position. |
| ☐ 左肩と左腰を上げてください。 | Please raise your left shoulder and left hip. |

CT 撮影

シーンのポイント
☐ 造影剤を使用する

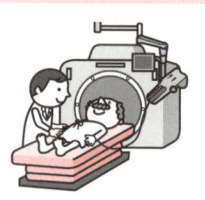

造影剤を使用する

☐ 本日は、CT撮影で胸部から骨盤まで撮影します。

Today, you are going to have a CT scan from your chest to your pelvis.

☐ [糖尿病薬を服用している患者さんに対して] あなたが飲んでいる糖尿病薬の名前を教えてください。

Will you tell me the name of the drugs you take for diabetes?

☐ 確認しますので、こちらで少しお待ちください。

I will confirm that, so please wait here a moment.

☐ 造影剤を入れる前に、位置を決めるための撮影をします。

We will do a positioning scan before the injection of the contrast media.

☐ 検査が終わるまで、体をできるだけ動かさないでください。

Until the CT examination is completed, please stay as still as you can.

☐ 次に造影剤を入れるための準備をします。

Next, we are going to prepare to inject the contrast agent.

188

☐	これまで造影剤を使用して、問題がありましたか？	When the CT contrast agent was injected, did you feel all right?
☐	造影剤を入れると体が熱くなりますが、心配しないでください。	You may feel a slight warming sensation, but you need not worry about this.
☐	それは正常な反応です。	It is a normal reaction.
☐	気分が悪くなったり、腕が痛む時はすぐに教えてください。	If you feel anything unusual or have any pain in your arm, please tell me immediately.
☐	指に酸素量を測るモニターを付けます。	I will put a monitor on your finger to measure the oxygen level.
☐	気分はいかがでしょうか？	Do you feel anything unusual?
☐	これから針を抜きます。	We will now remove the needle.
☐	5分間押さえて、30分後にテープを外してください。	Please press down on this tape for 5 minutes, and peel it off after 30 minutes.
☐	造影剤を使用したので、水分を通常より多く取るようにしてください。	As you had a contrast agent injection, please try to drink more water than usual.

第3章 職種別シーンマニュアル

診療放射線技師

MRI撮影（腹部）

file・38 →81　　　　　　　　　　　　　（⇒第4章 イラスト⑨参照）

シーンのポイント

【基本】
- ☐ 食事の摂取の有無を確認する
- ☐ 金属を除去することを確認する
- ☐ 金属の有無を確認する
- ☐ 体位・検査時間を伝える
- ☐ ナースコール（ボール型）を押す方法を伝える

【バリエーション】
- ☐ 呼吸観察用ベルトを説明する

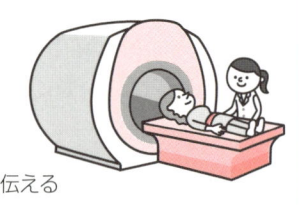

基本

☐ 本日は、MRI撮影で腹部を撮影します。

Today, you are going to have an MRI scan of your abdomen.

☐ 検査には約30分を要します。検査前にお手洗いに行ってきてください。

The examination takes about 30 minutes, so please use the restroom before the examination.

食事の摂取の有無を確認する

☐ 今日、朝食は召し上がりましたか?

Did you have breakfast?

金属を除去することを確認する

☐ ヘアピン、ネックレス、ピアス、義歯、時計など金属の物はこちらで外してください。

Please take off any metal objects, such as hairpins, necklaces, earrings, dentures and watches.

☐	上着や下着にボタンや金属があると撮影に影響がありますので、取り外してください。	Does your shirt or underwear have any metal or buttons? If so, take them off.
☐	貼り薬をお使いでしたら、それも剥がしてください。	Also, please take off any patches or medicated tape.

金属の有無を確認する

☐	この装置で、金属のチェックをいたします。	I will check your body for metal with this device.
☐	ここに何か金属のものがありますか？	Do you have any metal here?
☐	こちらの部屋へお入りください。	Now, please go into this room.
☐	更衣室の鍵をカゴに入れてください。	Put the locker key here, please.

体位・検査時間を伝える

☐	検査装置の音が大きいので、耳栓をしてください。	The machine makes a lot of noise during the scan, so wear these earplugs.
☐	履物を脱いで、仰向けになってください。	Take off your footwear and lie face up, please.
☐	枕に頭を置いて、足はこちらにしてください。	Put your head on this pillow, and put your legs here, please.
☐	検査時間は30分程です。	The examination takes about 30 minutes.

> ナースコール（ボール型）を押す方法を伝える

- [ ] 気分が悪くなったら、このボールをしっかり握ってください。
  If you feel sick, let us know by squeezing this ball tightly.

- [ ] 検査が終わるまで、体をできるだけ動かさないでください。
  Until the examination is completed, stay as still as you can.

- [ ] これから検査を始めます。
  We will now begin the examination.

- [ ] 撮影をします。合図に合わせてください。
  We're going to do a scan. Follow my instructions, please.

- [ ] 息を吸って、吐いて、止めてください。
  Breathe in, breathe out, and hold your breath.

- [ ] 終わりました。
  We're finished.

- [ ] 次の撮影では、15秒程、息を止めていただきます。
  Next, please hold your breath for 15 seconds.

バリエーション

> 呼吸観察用ベルトを説明する

- [ ] 呼吸を観察するためのベルトを巻きます。
  I will apply a belt to monitor your breathing during the test.

- [ ] いくつかの撮影では呼吸の指示をいたします。
  For some scans, I will give you breathing instructions.

- ☐ 一緒に練習しましょう。私の指示に従ってください。" 息を吸って、吐いて、止めてください。"

  Let's practice, so follow my instructions. "Breathe in, breathe out and hold your breath."

- ☐ 息を吐く時は全部吐かずに、少し吐いてください。一番長い息止めは 25 秒くらいです。

  Breathe out slightly but not fully. The maximum breath-holding time will be about 25 seconds.

- ☐ 他の撮影では、ベルトが呼吸を感知して、自動的に撮影されます。規則正しく呼吸するようにしてください。

  For other scans, the scanner automatically runs while your breathing is observed through the bandage. So, breathe regularly.

- ☐ 眠ってしまうと、検査に影響がありますので、眠らないようにしてください。

  Don't fall asleep, because it will affect the examination.

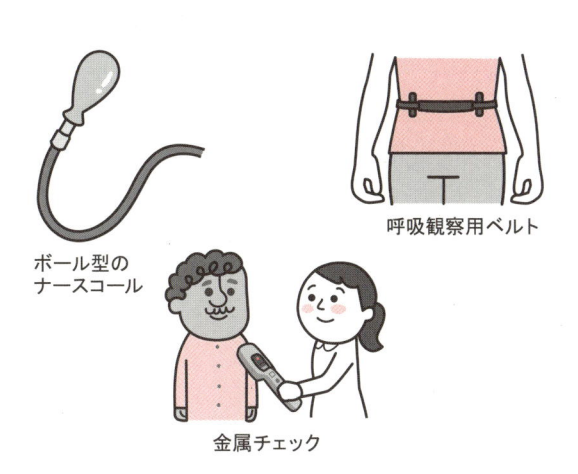

第 3 章 職種別シーンマニュアル

診療放射線技師

ボール型のナースコール

呼吸観察用ベルト

金属チェック

VI リハビリテーション療法士 PT・OT・ST

　ここでは、PT（理学療法士）、OT（作業療法士）、ST（言語聴覚士）のそれぞれ頻度の高いシーンをまとめています。
　PTは座る、立つ、歩くなどの身体の基本的な機能の回復を、運動療法や物理療法などを用いて支援する専門職です。
　OTは作業活動を通して精神・認知、上肢機能および日常生活動作に必要な機能の改善を促す専門職です。
　STは嚥下障害や聴覚障害、構音障害、失話などのコミュニケーション障害の改善を支援する専門職です。

語彙/Vocabulary

日本語を見て、瞬間的に英単語・フレーズ単位で英語が言えるように練習しましょう!

脱臼する	dislocate（ディスロケイト）
～の方へ動く	move towards ~（ムーブ タワーズ）
前を見る	face forward（フェイス フォワード）
触覚	sense of touch（センス オブ タッチ）
リハビリ室	the rehabilitation room（ザ リハビリテーション ルーム）
その場で	in place（イン プレィス）
簡単な検査	a simple test（ア シンプル テスト）
唾液	the saliva（ザ サライバ）
飲み込む	swallow（スワロゥ）
（頬を）膨らませる	puff up (your cheeks)（パフ アップ ユア チークス）
深呼吸	deep breath（ディープ ブレス）
状態を保つ	hold the position（ホールド ザ ポジション）
（舌先を）つける	stick out (your tongue)（スティック アウト ユア タン）
できるだけ～	as ~ as you can（アズ アズ ユー キャン）

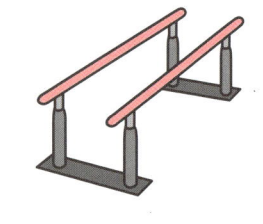

最重要フレーズ /Very Important Phrases

➕ **Do you feel all right?**
（気分は悪くないですか?）

➕ **How about this?**
（これはどうですか?）

➕ **That's all for today.**
（今日はこれで終了です。）

重要ポイント /Useful Phrases

"Like this." や "Copy me." など、「このように。」「真似してください。」といったフレーズを挟みながら、動作を交えて説明や指示をしましょう。関節を捻ってはいけないことなど禁忌事項を伝える際には、自ら示して見せることも大切です。また、ほめる時には言葉だけでなく、声のトーンや表情でもしっかり示すようにしましょう。

➕ このように足を交差してはいけません。
Don't cross your legs, like this.
［先に禁忌肢位を見せる／良肢位を見せる］

➕ 一緒に練習しましょう。真似してください。
Let's practice together. Copy me.
［一連の動作をして見せる］

➕ 口を開けた状態で、舌の先を左の口角につけてください。こんな風に。
With your mouth open, stick out your tongue to the left. Like this. ［実際にして見せる］

🔊 file・39 →82

PT (⇒第4章 イラスト⑪参照)

Date

シーンのポイント

[人工股関節置換術後]
- ☐ 練習内容を伝える
- ☐ 体位を確認する
- ☐ 起き上がり方を説明する
- ☐ 車椅子へ移動する

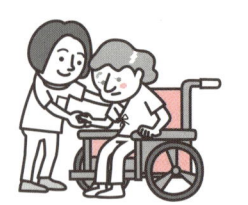

練習内容を伝える

☐ 本日はベッドから立ち上がる練習をします。

Today, I'd like you to practice getting out of bed and standing up.

体位を確認する

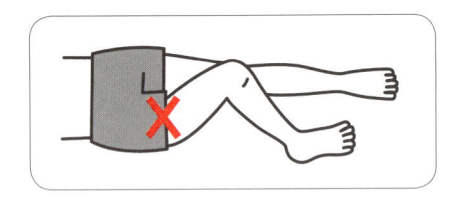

☐ 足を交差してはいけません。足と足を離してください。

Don't cross your legs. Keep your legs apart.

　どうしてですか？

Why is that?

☐ 股関節を脱臼する危険があります。

There's a risk you might dislocate your hip joint.

☐ それではベッドを起こします。

Now, I'm going to raise your bed.

| 起き上がり方を説明する |

- ☐ 両足をベッドから降ろします。 — Put your legs over the side of the bed.
- ☐ 起き上がって、少し前に来てください。 — Sit up, and move towards me.
- ☐ ［つかまる位置を示しながら］ここにつかまってください。 — Hold this.
- ☐ 気分は悪くないですか? — Do you feel all right?
  - 大丈夫です。 — *Yes, I feel fine.*
- ☐ 足を引いてください。 — Put your legs back.
- ☐ では1、2、3の掛け声で立ち上がります。 — Now, stand up on the count of three.
- ☐ 1、2、3。［立ち上がる］ — 1, 2, 3.
- ☐ 息をこらえないよう注意してください。 — Try not to hold your breath.
- ☐ ［やって見せながら］その場でこのように足踏みをしてください。 — Step in place like this.
  - これでいいですか? — *Like this?*
- ☐ 手術した方の足にしっかり体重をかけましょう。 — Put as much of your weight as you can on the leg which you had the surgery on.
- ☐ 足元を見ないで前を見ましょう。 — Don't look at your feet, face forward.

第3章 職種別シーンマニュアル リハビリテーション療法士

| ☐ ゆっくり呼吸に合わせて行います。 | Do it slowly in pace with your breathing. |
| ☐ 車椅子の方に進みます。 | Move towards the wheelchair. |

車椅子へ移動する

☐ 車椅子に座ってください。	Sit down on the wheelchair.
☐ 疲れましたか？	How do you feel?
まあまあです。	*I feel all right.*
☐ お疲れ様でした。	Good work.

🔊 file・40 →83　　　　　　　　　　Date ／／／／／

OT

シーンのポイント
☐ 触感の検査をする
☐ 運動覚の検査をする

触感の検査をする

| ☐ 本日は触感の検査をします。 | Today, I'd like to test your sense of touch. |
| ☐ 目を閉じてください。 | Close your eyes. |

198

☐ こちらの手を10とすると、こちらの手はどれくらいに感じますか？	If the sensation in this hand is ten out of ten, what's the score for your other hand?
5ぐらいです。	*About five.*
☐ 目を開けてください。	Open your eyes.

運動覚の検査をする

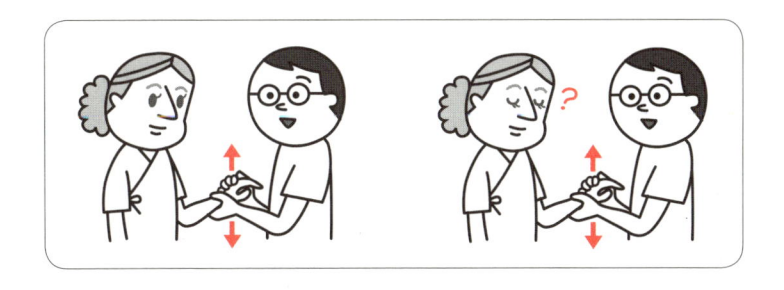

☐ 手が動いている方向がわかるか確認する検査をします。	I'd like to do a test to find out whether you know which direction your hands are moving.
☐ たとえば、このように動かしたら「上」、このように動かしたら「下」と答えてください。	For example, if your hand is moving like this, answer "up," and if it's moving like this, answer "down."
☐ 練習しましょう。	Let's practice.
☐ たとえば、これはどう感じますか？	For example, what does this feel like?

| 👩 上です。 | *Up.* |

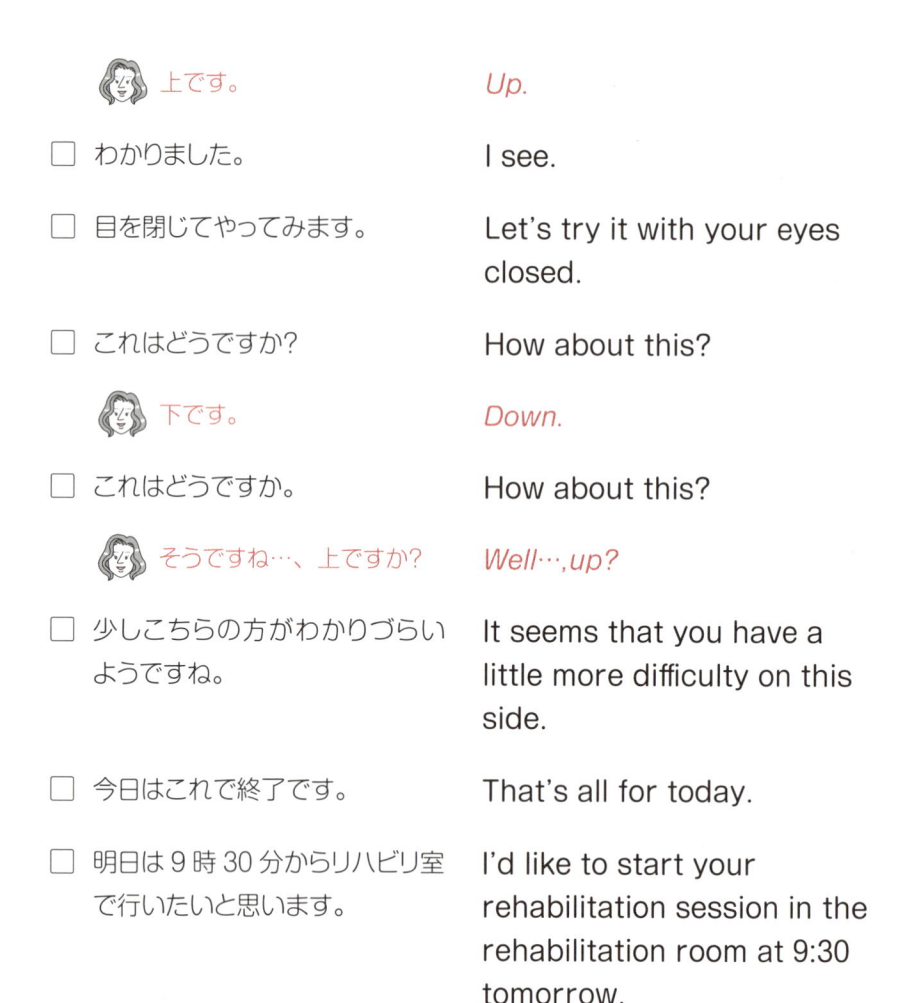

- わかりました。 — I see.
- 目を閉じてやってみます。 — Let's try it with your eyes closed.
- これはどうですか？ — How about this?

| 👩 下です。 | *Down.* |

- これはどうですか。 — How about this?

| 👩 そうですね…、上ですか？ | *Well…,up?* |

- 少しこちらの方がわかりづらいようですね。 — It seems that you have a little more difficulty on this side.
- 今日はこれで終了です。 — That's all for today.
- 明日は9時30分からリハビリ室で行いたいと思います。 — I'd like to start your rehabilitation session in the rehabilitation room at 9:30 tomorrow.
- 車椅子で送迎してもらえるよう、看護師に連絡しておきます。 — I'll tell the nurse, so that you can come for therapy by wheelchair.

ST

(⇒第4章 イラスト⑪参照)

シーンのポイント
- □の動かし方を練習する

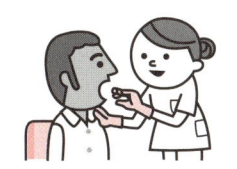

□ ウィルソンさん、私は森本です。STの担当をさせていただきます。	Ms. Wilson, My name's Morimoto. I'm your speech therapist.
□ お食事を安全に楽しく食べるためのお手伝いをします。	I'm going to help you to enjoy eating meals safely.

口の動かし方を練習する

□ これから簡単な検査をします。	Now, I'm going to do a simple test.
□ 息をたくさん吸って、できるだけ長く「アー」と言ってください。	Take a deep breath, and say "aah" for as long as you can.
□ 唾液をごくんと飲んでください。	Swallow the saliva.
□ もう一回飲んでください。	Swallow it again.
□ （息を溜めて）頬を膨らませてください。	Puff up your cheeks.
□ 唇をできるだけ横に引いて「イー」と言ってください。	Make as big a smile as you can, and say "eee."

☐	唇を閉じてください。	Close your lips.
☐	唇を突き出して、その状態を持続してください。	Push out your lips, and hold that position.
☐	口を開けた状態で、舌をできるだけ突き出してください。	With your mouth open, stick out your tongue as far as you can.
☐	口を開けた状態で、舌の先を左の口角につけてください。	With your mouth open, stick out your tongue to the left.
☐	とても上手です。	That's very good.
☐	次の言語療法については看護師からご連絡いたします。	A nurse will tell you about the next speech therapy session.
☐	今日はこれで終了です。	That's all for today.

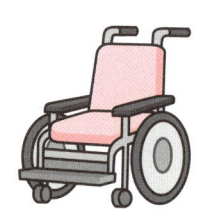

良くできたことをほめる言葉

ザッツ グッ
That's good!   　　Good work!
グッ　ワーク

キープ ワーキング オン イッ
Keep working on it!

キープ アップ ザ グッ ワーク
Keep up the good work!

グッド 　　　　　　　グレイト
Good!   　　Great!

アメーズィング 　　　ブリリアント
Amazing!   　　Brilliant!

ザッツ パーフェクト
That's perfect!

ザッツ オウサム
That's awesome!

● 病院内職種一覧

医　師	Doctor
歯科医	Dentist
主治医	Patient's doctor / Primary doctor
執刀医	Operating surgeon
研修医	Medical intern
薬剤師	Pharmacist
看護師長	Head nurse
主任看護師	Charge nurse
看護師	Nurse
担当看護師	Your nurse / Nurse in charge
保健師	Public health nurse
助産師	Midwife
臨床検査技師	Medical technologist
診療放射線技師	Radiological technologist
理学療法士	Physical Therapist (PT)
作業療法士	Occupational Therapist (OT)
言語聴覚士	Speech Therapist (ST)
歯科衛生士	Dental hygienist
臨床工学技士	Clinical engineering technologist
栄養士	Dietitian
臨床心理士	Clinical psychologist
保育士	Childminder
看護補助者	Nursing assistant
社会福祉士	Social worker
病棟事務員	Ward clerk
受付事務員	Receptionist
会計事務員	Cashier
ボランティア	Volunteer

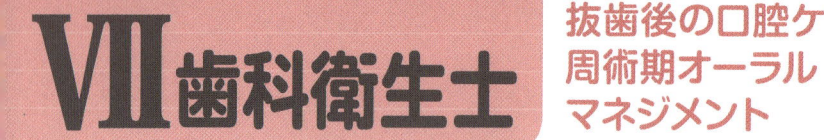

VII 歯科衛生士　抜歯後の口腔ケア・周術期オーラルマネジメント

　現在は医科と歯科の連携による治療が進められており、ここでは抜歯後のケアと周術期のケアをまとめています。

■ 語彙/Vocabulary

日本語を見て、瞬間的に英単語・フレーズ単位で英語が言えるように練習しましょう！

口腔ケア	oral health care（オーラル ヘルス ケア）
抜歯後	after the extraction（アフター ズィ エクストラクション）
二次感染	secondary infection（セカンダリィ インフェクション）
傷口	wound（ウーンド）
歯磨き粉	toothpaste（トゥースペイスト）
研磨剤	polishing agents（ポリッシング エージェンツ）
うがいする	rinse（リンス）
出血	bleeding（ブリーディング）
痛み	serious pain（スィリアス ペイン）
肺	lungs（ラングズ）
気管チューブ	the trachea intubation tube（ザ トレィキィヤ インチュベイション チューブ）
発熱	a fever（ア フィーバー）
肺炎	pneumonia（ニューモニア）
脆い/欠けている歯	fragile/sharp teeth（フラジャイル シャープ ティース）
敗血症	sepsis（セプスィス）
口の中を清潔に保つ	keep your mouth clean all the time（キープ ユア マウス クリーン オール ザ タイム）

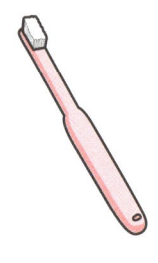

最重要フレーズ / Very Important Phrases

- If you have any problems, like bleeding or serious pain, please contact us immediately.
  （もし、出血や強い痛みなどの異常がありましたら、すぐにご連絡ください。）

- To help your recovery, please do not use toothpaste for at least a week.
  （治りを良くするために、1週間くらいは歯磨き粉の使用はお控えください。）

- You should take good care to keep your mouth clean all the time.
  （口腔内の清潔を心掛けましょう。）

重要ポイント / Useful Phrases

傷口に歯ブラシが触れないように歯を磨くこと、うがいを強くしてはならないこと、禁忌事項は定型化しています。

口腔内を清潔に保つことの大切さを、Cause/Effect（原因と結果）を明瞭に伝えることで理解していただくために、頻出のフレーズは音読を繰り返して、日本語同様に発話できるようになりましょう。

- それが原因で、発熱や肺炎を引き起こすことも考えられます。
  That might cause a fever or pneumonia.

- 反対に、お口の中が清潔に保たれていれば、こうした感染症のリスクを減らすことができます。
  Conversely, if your mouth is clean, the risk of infection will be reduced.

- お口の中を清潔に保つことが大切です。
  You need to maintain good oral hygiene.

205

🔊 file・42 →85　　　　　　　　Date ／／／／／

抜歯後の口腔ケア

シーンのポイント
- □ 口腔ケアの目的
- □ 歯の磨き方
- □ うがいの注意

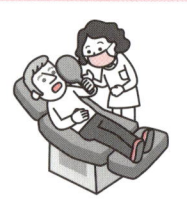

口腔ケアの目的

□ 抜歯後の口腔ケアについてお話しします。

Let me explain how to perform oral health care after the tooth extraction.

　はい、お願いします。

　Yes, please.

□ 傷口の二次感染を防ぐために、お口の中を清潔に保つことが大切です。

To prevent secondary infection, you need to maintain good oral hygiene.

歯の磨き方

□ 本日から、傷口には触れないように気をつけて、歯磨きをしましょう。

From today, you can clean your teeth by using a toothbrush, but you need to be careful not to touch the area around the operation.

　歯を磨く時に、歯磨き粉は使ってもいいですか?

　Can I use toothpaste, when I brush my teeth?

206

- ☐ 歯磨き粉には研磨剤が含まれています。抜歯をした部分に研磨剤が残ってしまうと、治りが遅くなります。

- ☐ 治りを良くするために、1週間くらいは歯磨き粉の使用はお控えください。

Toothpaste contains polishing agents. If these agents remain in the area of your operation, it might slow recovery and healing.

To help your recovery, please do not use toothpaste for at least a week.

> うがいの注意

🧑 わかりました。頻繁にうがいをした方がいいですか？

Oh, I see. Should I rinse well often?

- ☐ 血が止まりにくくなりますので、抜歯をした当日は、あまり強くうがいしないようにしてください。

- ☐ 翌日以降は、処方されたうがい薬でやさしくうがいをしてください。口の中や傷口に食べかすが残らないようにしましょう。

Avoid rinsing for 24 hours after the tooth extraction, as it might prevent clotting, which helps to stop the bleeding.

From the following day, rinse your mouth gently with a prescribed mouthwash. Please remove any food from your mouth, especially around the tooth socket area.

🧑 はい、わかりました。

OK, I will.

- ☐ もし、出血や強い痛みなどの異常がありましたら、すぐにご連絡ください。

If you have any problems, like bleeding or serious pain, please contact us immediately.

file・43 →86

周術期オーラルマネジメント

シーンのポイント
- □ 誤嚥性肺炎の予防について
- □ 全身麻酔時の偶発症予防について
- □ 血流感染／敗血症予防について

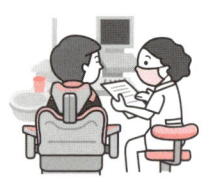

□ 本日は、手術前にお口の中を清潔に保っていただくために、歯のクリーニングを受け、セルフケアの練習をしていただきます。

The purpose of having you here today is to provide you with a pre-operative teeth cleaning, and oral hygiene instruction.

はい。

Sure.

誤嚥性肺炎の予防について

□ お口の中が不潔ですと、手術中、汚い唾液が気管チューブから肺に達することがあります。

If your mouth was unclean, your contaminated saliva may run into your lungs through the trachea intubation tube, during the surgery.

何が起こりますか？

What will happen?

□ それが原因で、発熱や肺炎を引き起こすことも考えられます。

That might cause a fever or pneumonia.

- ☐ 反対に、お口の中が清潔に保たれていれば、こうした感染症のリスクを減らすことができます。

　　それを聞いて、安心しました。

Conversely, if your mouth is clean, the risk of infection will be reduced.

I'm relieved to hear that.

[全身麻酔時の偶発症予防について]

- ☐ ぐらぐらしている歯があると、気管チューブ挿入時に、誤って歯が抜けてしまうことがあります。

If you have teeth which are mobile, your teeth may fall out by accident during the intubation tube insertion.

- ☐ 虫歯で脆くなって欠けている歯は、突然に折れたり、尖った部分がお口の中を傷つけることがあります。

Having fragile or sharp teeth due to dental decay, may cause the sudden fracture of the teeth, moreover the sharp teeth may damage oral mucosa.

　　それは大変ですね。

That's bad.

[血流感染／敗血症予防について]

- ☐ 細菌が、お口の中の傷口から血液中に侵入してしまうと、敗血症を引き起こすことがあります。

Sepsis may be caused by bacterial invasion into the bloodstream from the wound.

☐ こうしたことを予防するために、口腔内の清潔を心掛けましょう。

Therefore, you should take good care to keep your mouth clean all the time.

はい、頑張ってみます。

Yes, I will do my best.

● 歯の名称

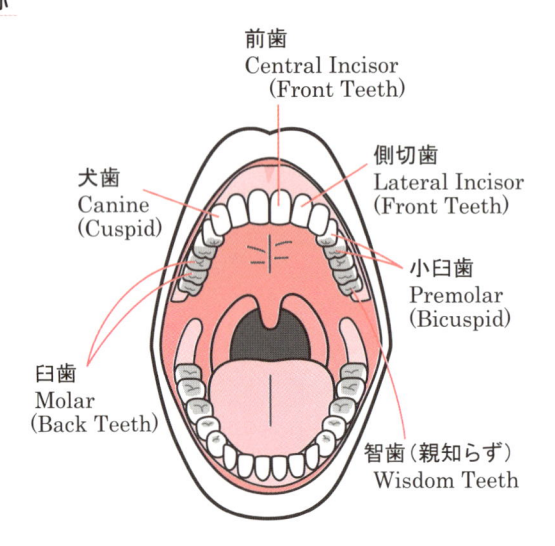

前歯
Central Incisor
(Front Teeth)

側切歯
Lateral Incisor
(Front Teeth)

犬歯
Canine
(Cuspid)

小臼歯
Premolar
(Bicuspid)

臼歯
Molar
(Back Teeth)

智歯（親知らず）
Wisdom Teeth

第4章

話せなくても理解しあえる
指さしイラスト

ここではワンフレーズを伝えてイラストを選ぶことで、言葉を話さなくても主なコミュニケーションを取れるようにしています。それでもイラストで解決しない場合もあるため、患者さんの訴えに耳を傾ける姿勢が大切です。

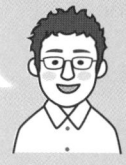

指さしイラスト

①コミュニケーション項目一覧　　［全職種］
[Communication list]

［用途］患者さんにこれから何をするのかを伝え、患者さんが何をしてほしいかを確認します。

The next is this. （次はこちらです。）
Today, you will do these. （今日はこれらの項目を行います。）

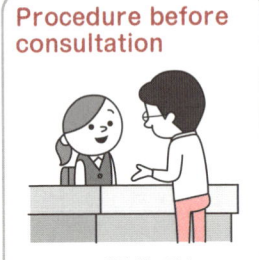

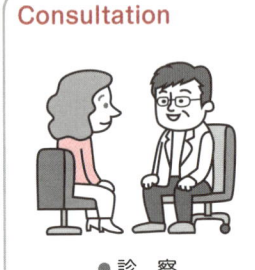

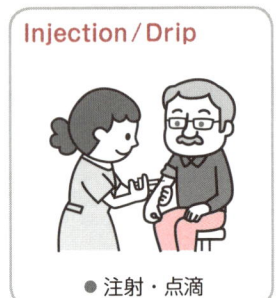

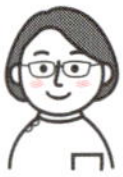

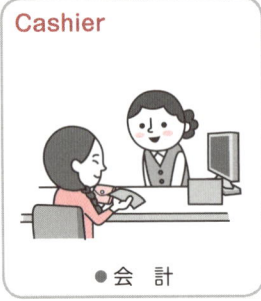

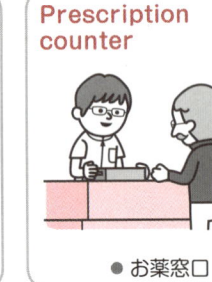

Procedure before consultation
● 受診前手続

Consultation
● 診　察

Injection / Drip
● 注射・点滴

Cashier
● 会　計

Prescription counter
● お薬窓口

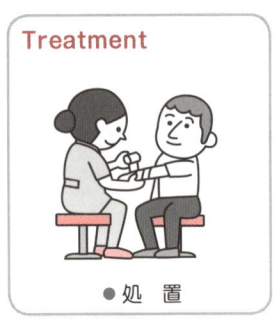

Treatment
● 処　置

Waiting time
● 待ち時間

Medication counseling
● 服薬指導

Explanation / Counseling
● 説明・指導

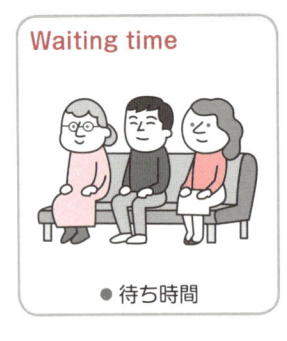

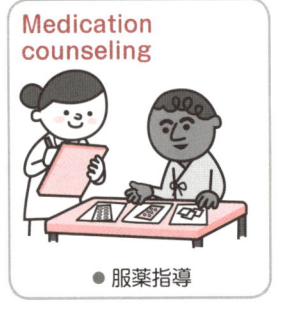

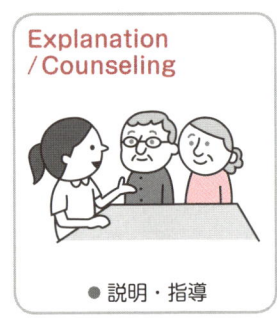

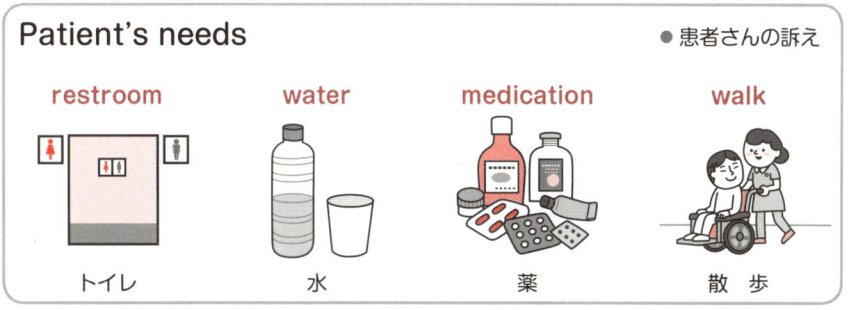

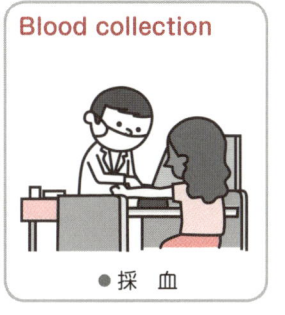

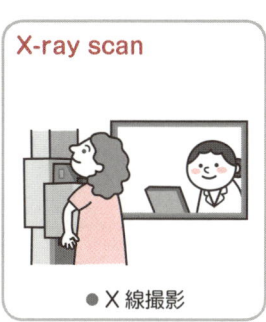

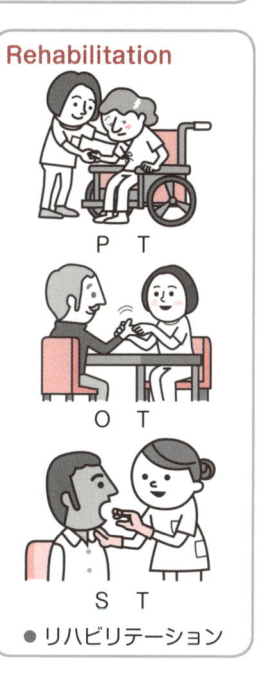

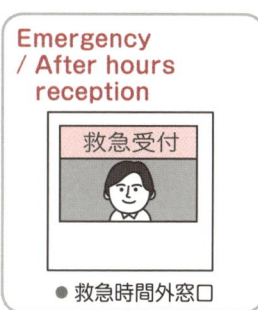

Patient's needs
● 患者さんの訴え

restroom — トイレ
water — 水
medication — 薬
walk — 散歩

Blood collection
● 採血

X-ray scan
● X線撮影

Rehabilitation
P T
O T
S T
● リハビリテーション

ECG / EKG 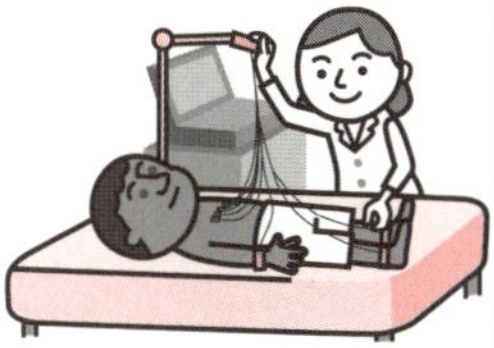
● 心電図

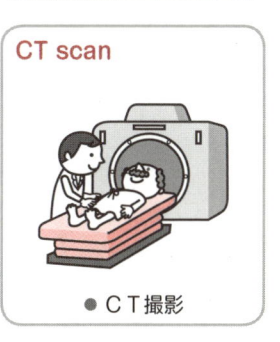

CT scan
● CT撮影

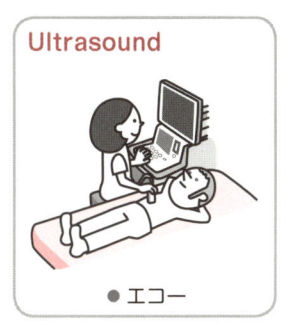

Ultrasound
● エコー

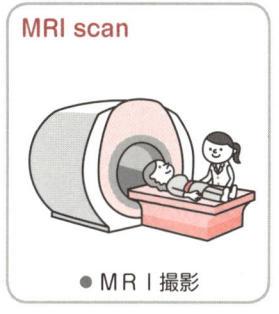

MRI scan
● MRI撮影

Emergency / After hours reception
救急受付
● 救急時間外窓口

第4章 指さしイラスト

指さしイラスト

②人体部位の名称一覧　　　　　　　　　　［全職種］
[Body parts list]

［用途］患者さんの訴える部位を確認します。

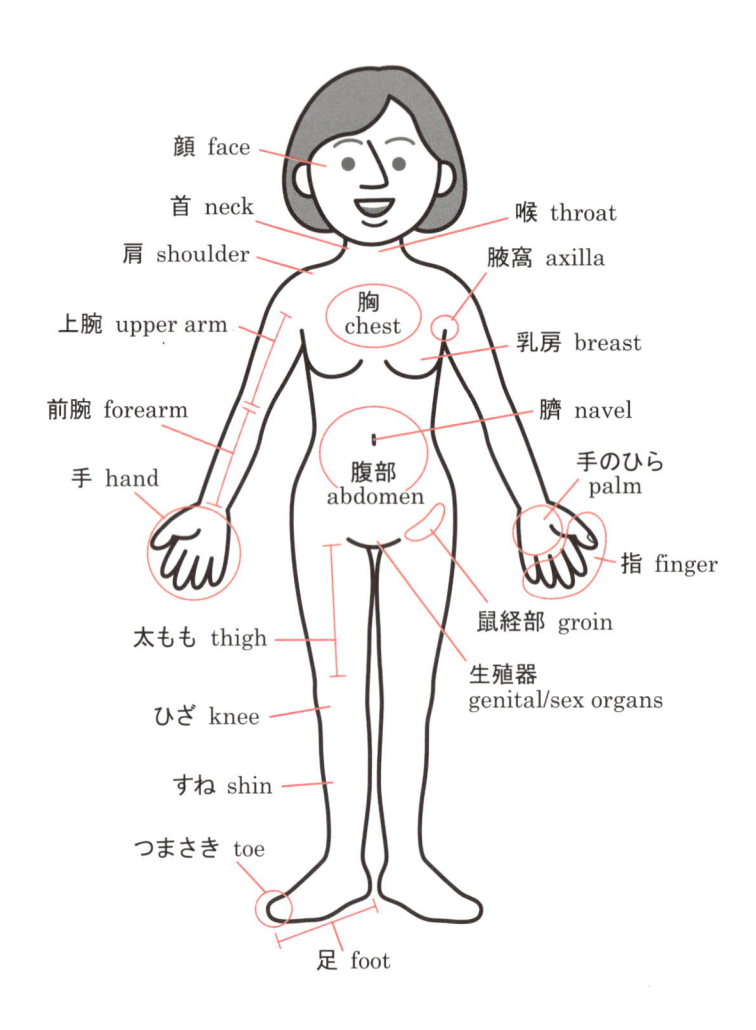

- 顔 face
- 首 neck
- 肩 shoulder
- 上腕 upper arm
- 前腕 forearm
- 手 hand
- 胸 chest
- 腹部 abdomen
- 喉 throat
- 腋窩 axilla
- 乳房 breast
- 臍 navel
- 手のひら palm
- 指 finger
- 鼠経部 groin
- 生殖器 genital/sex organs
- 太もも thigh
- ひざ knee
- すね shin
- つまさき toe
- 足 foot

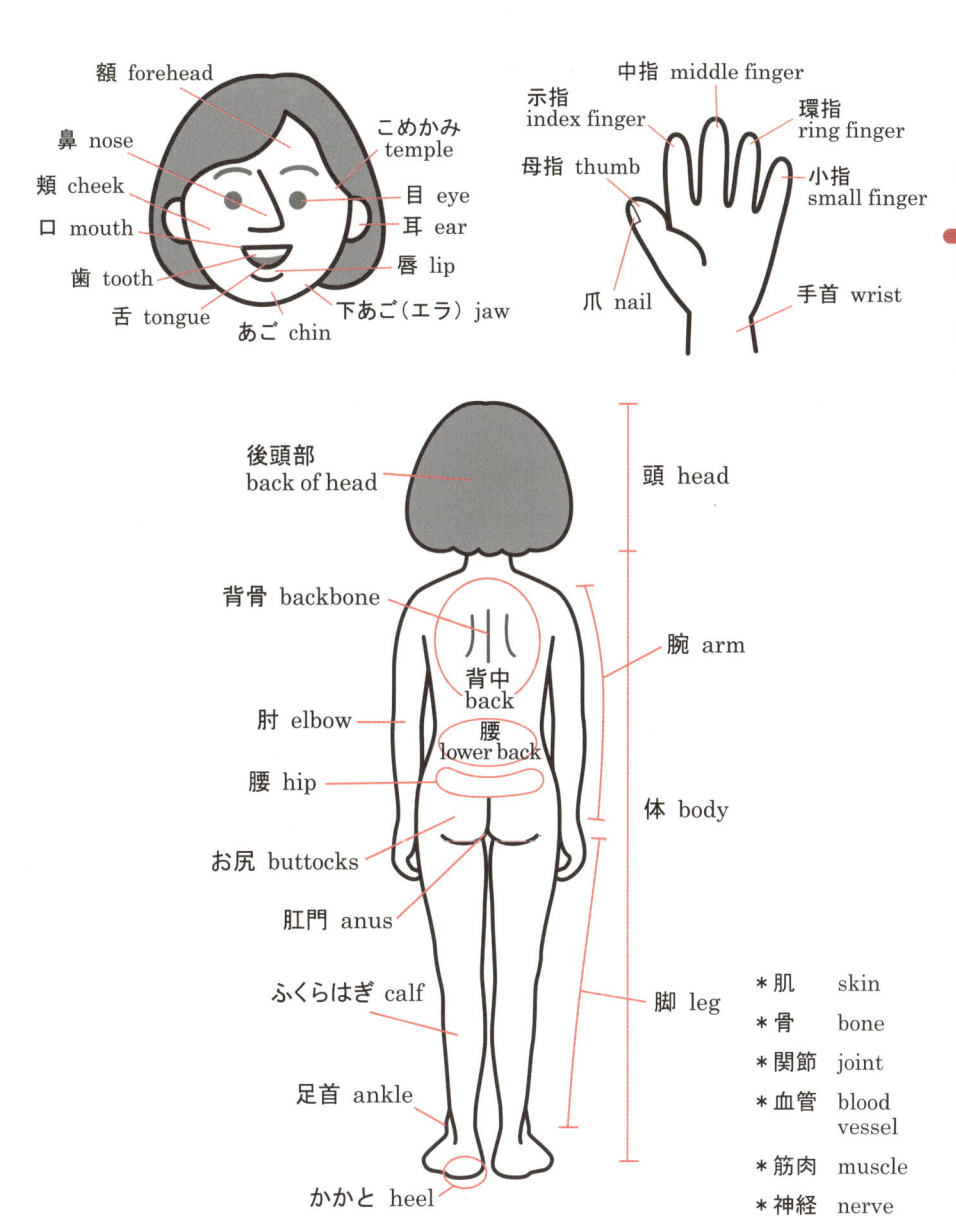

額	forehead
鼻	nose
頬	cheek
口	mouth
歯	tooth
舌	tongue
こめかみ	temple
目	eye
耳	ear
唇	lip
あご	chin
下あご（エラ）	jaw
中指	middle finger
示指	index finger
環指	ring finger
母指	thumb
小指	small finger
爪	nail
手首	wrist
後頭部	back of head
頭	head
背骨	backbone
背中	back
腕	arm
肘	elbow
腰	lower back
腰	hip
体	body
お尻	buttocks
肛門	anus
ふくらはぎ	calf
脚	leg
足首	ankle
かかと	heel
*肌	skin
*骨	bone
*関節	joint
*血管	blood vessel
*筋肉	muscle
*神経	nerve

第4章 指さしイラスト

215

指さしイラスト

③ 症状一覧 ［全職種］
[Symptoms list]

【用途】 患者さんに見せて、症状の有無、どのような症状かを確認します。

the chills / feeling cold	stomachache
● 寒気・震え	● 腹痛

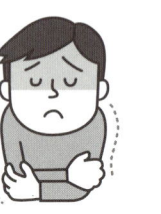

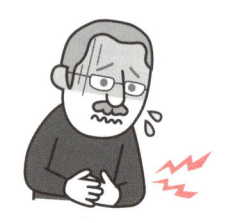

nausea / vomiting	frequent urination
● 吐き気・嘔吐	● 頻尿

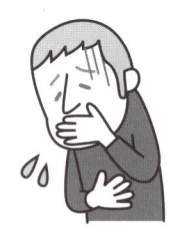

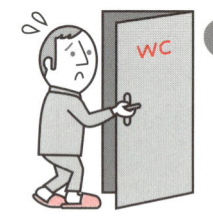

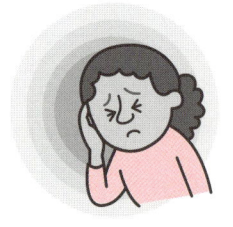

vertigo	dizziness
● めまい（回転性）	● めまい（ふらつき）

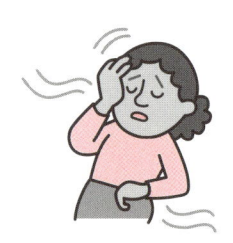

Please choose your symptom.
(あなたの症状を教えてください。)

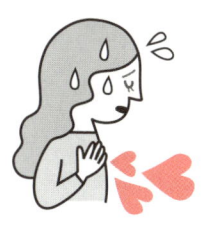

rapid heartbeat ● 動悸	shortness of breath ● 息切れ
itching ● かゆみ	anorexia ● 食欲不振
insomnia ● 不眠	-aches / pains ● 体の痛み

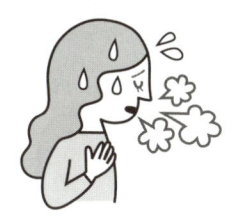

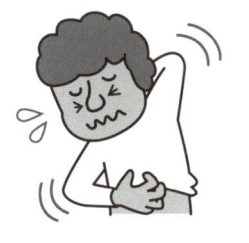

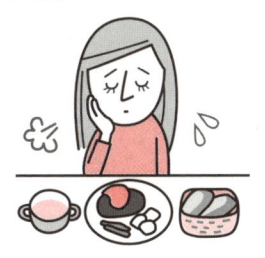

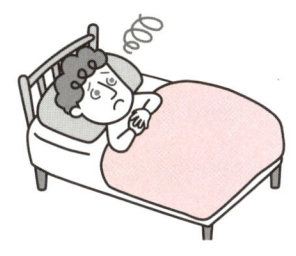

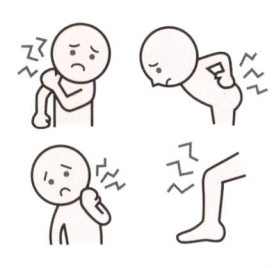

第4章 指さしイラスト

指さしイラスト

④痛み一覧
[Pain type list]　　　　　　　　　　　　　　　　　　　［全職種］

［用途］ 患者さんに見せて、自分が感じている痛みの種類・度合いを選んでもらいます。

throbbing pain
● 脈打つような痛み

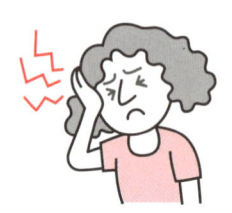

squeezing pain
● 締め付けるような痛み

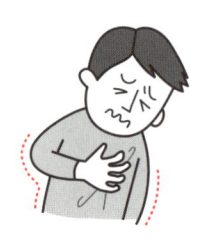

burning pain
● 焼け付くような痛み

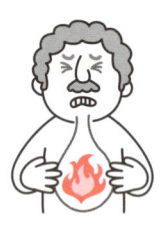

gnawing pain
● 差し込むような痛み

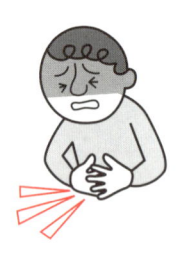

shooting pain
● 電気が走るような痛み

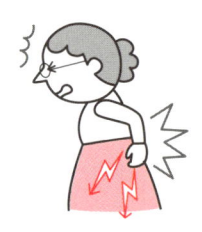

dull pain
● 鈍い痛み

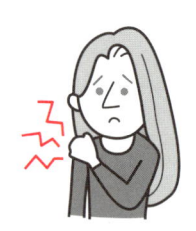

Please choose your kind of pain.
(あなたの痛みの種類を選んでください。)

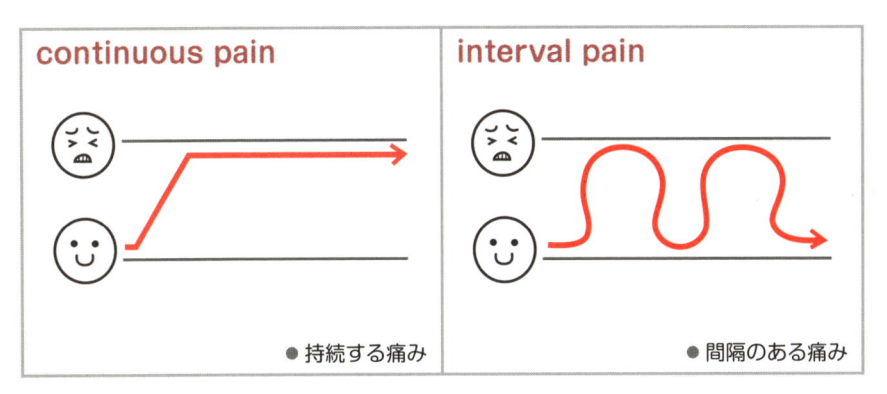

continuous pain
● 持続する痛み

interval pain
● 間隔のある痛み

● ペインスケール (measure of pain)

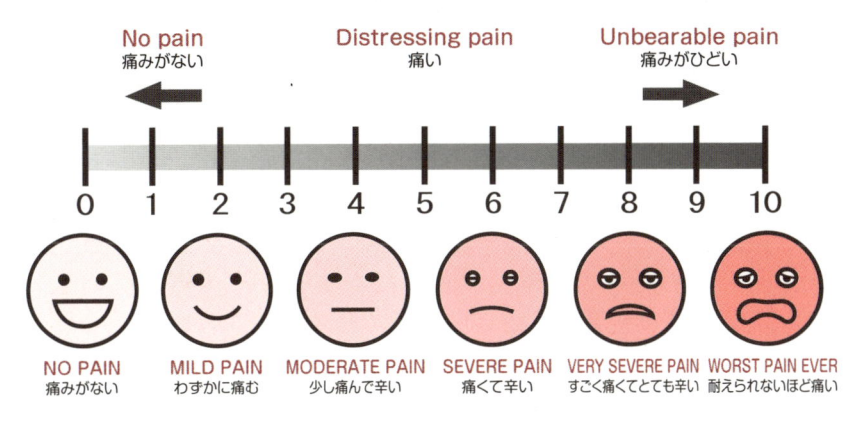

| No pain | Distressing pain | Unbearable pain |
| 痛みがない | 痛い | 痛みがひどい |

0　1　2　3　4　5　6　7　8　9　10

| NO PAIN | MILD PAIN | MODERATE PAIN | SEVERE PAIN | VERY SEVERE PAIN | WORST PAIN EVER |
| 痛みがない | わずかに痛む | 少し痛んで辛い | 痛くて辛い | すごく痛くてとても辛い | 耐えられないほど痛い |

> **ポイント**
> 痛みの種類を確認する際は必ずその部位を事前に確認し、どの部位にどのような痛みを感じているかを把握しましょう。

指さしイラスト

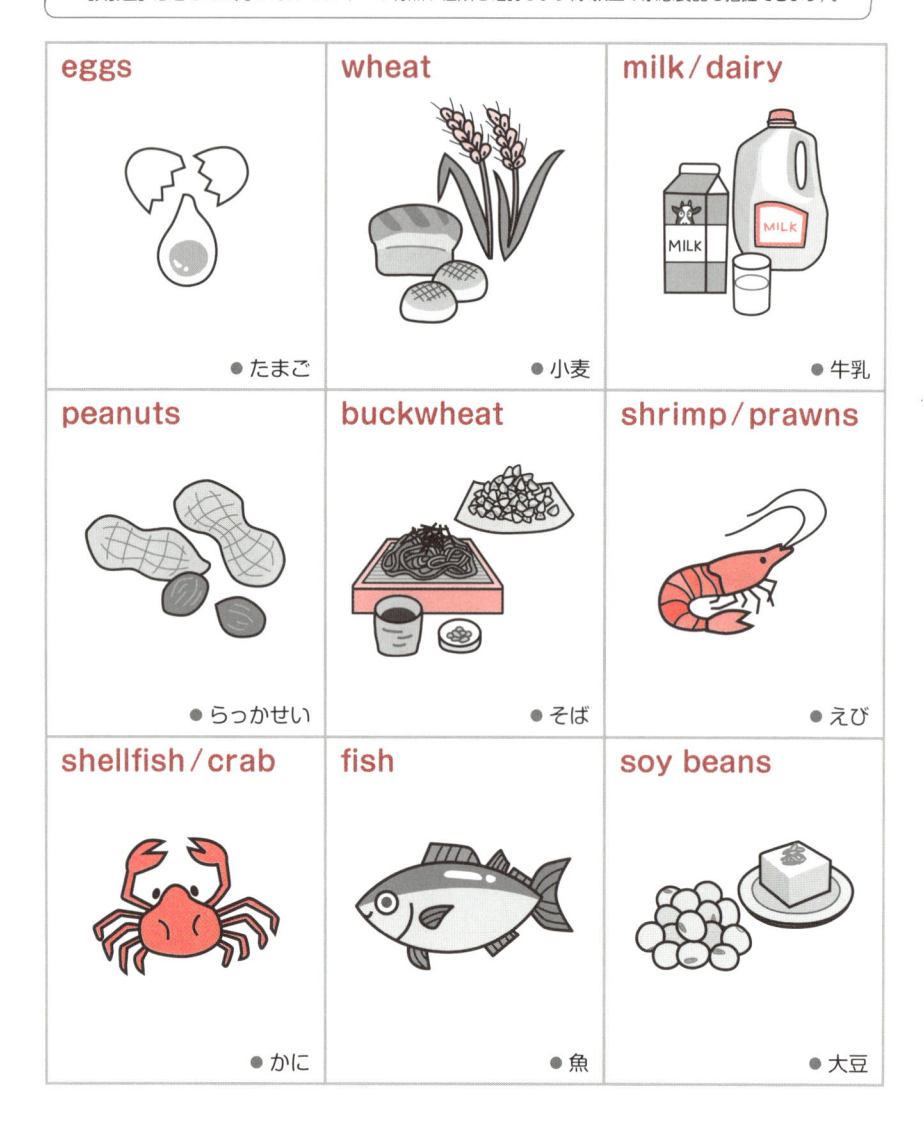

⑤アレルギー項目一覧　　　　　　　[全職種]
[Allergies list]

[用途] 患者さんに見せて、アレルギーの有無や種類を確認します（宗教上の禁忌食品も把握できます）。

eggs	wheat	milk / dairy
● たまご	● 小麦	● 牛乳
peanuts	buckwheat	shrimp / prawns
● らっかせい	● そば	● えび
shellfish / crab	fish	soy beans
● かに	● 魚	● 大豆

220

Do you have any allergies?
(何かアレルギーはありますか。)

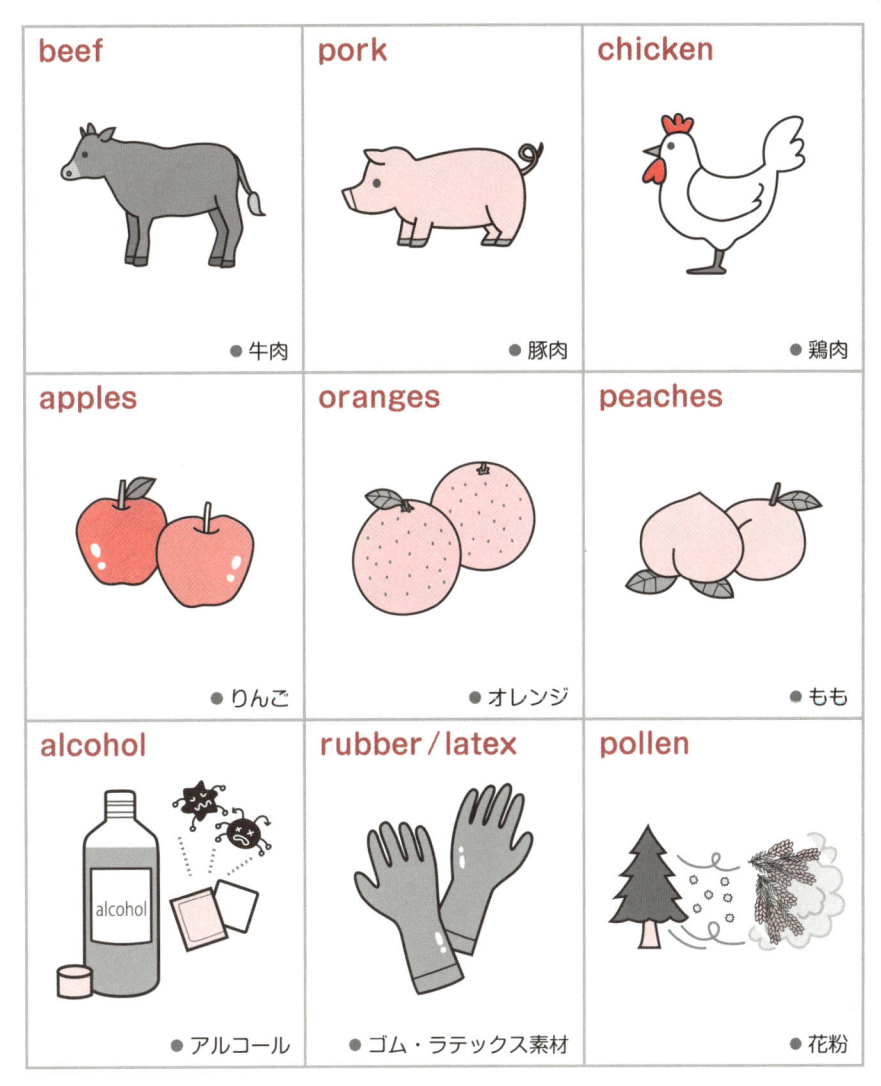

beef	pork	chicken
● 牛肉	● 豚肉	● 鶏肉

apples	oranges	peaches
● りんご	● オレンジ	● もも

alcohol	rubber / latex	pollen
● アルコール	● ゴム・ラテックス素材	● 花粉

第4章 指さしイラスト

指さしイラスト

⑥入院生活のルール一覧 ［看護師］
[Hospital rule list]

【用途】患者さんに見せて、入院生活中のルールや依頼事項を説明する際に使用します。

No smoking on the premises	Flammable materials are prohibited
● 敷地内禁煙	● 火気厳禁

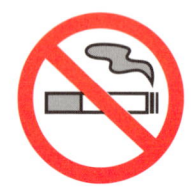

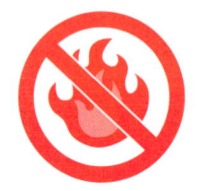

Curfew restrictions	Don't make loud noises
NO!	
● 外出制限	● 騒音を出さない

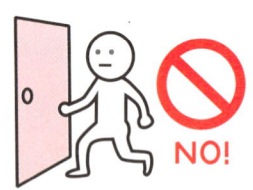

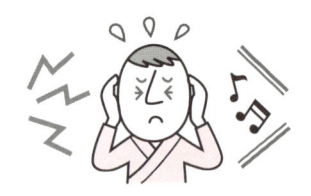

Follow the doctors' or nurses' instructions	Please use the call button for nurses
● 医師・看護師の指示に従う	● ナースコールで看護師を呼ぶ

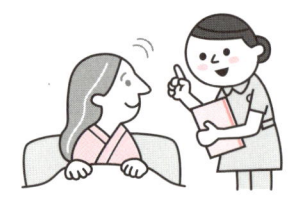

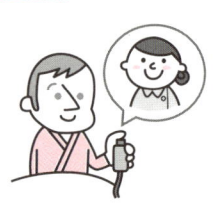

**These are the points to be aware of.
Please follow these rules during your stay.**
(これらは注意点です。入院中はこれらのルールに従ってください。)

Disinfection of hands and fingers
● 手指の消毒

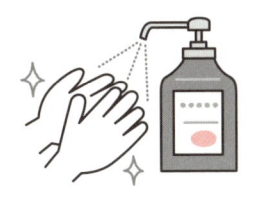

We will manage all your medication
● 薬剤の管理

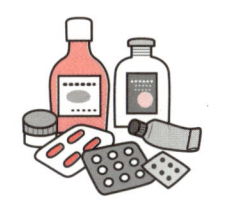

Meals are served at fixed times
● 定時の食事時間

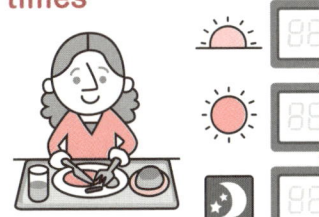

Obey dietary restrictions
● 飲食の管理

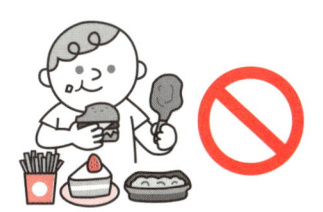

Visiting hours are fixed
● 面会時間の制限

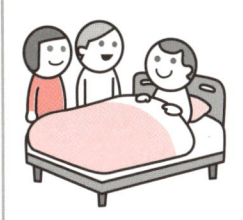

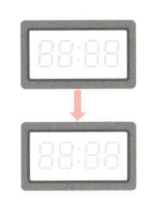

Lights-out times are scheduled
● 定時の消灯時間

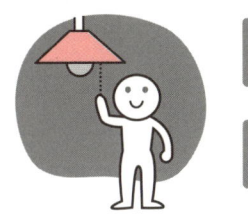

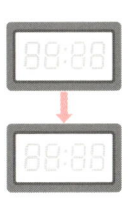

第4章 指さしイラスト

指さしイラスト

⑦持ち込み禁止品一覧（手術前） ――― [看護師]
[Prohibited items for operations]

[用途] 患者さんに見せて、眼鏡など、手術前に外していただくものを確認します。

dentures / detachable tooth implants	necklaces	nail polish / pedicure
● 入れ歯・外れるインプラント	● ネックレス	● マニキュア・ペディキュア
glasses / contact lenses	hairpins	valuables / wallets
● 眼鏡・コンタクトレンズ	● ヘアピン	● 貴重品・財布

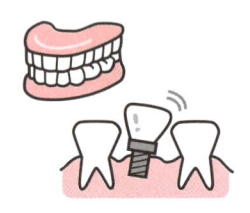

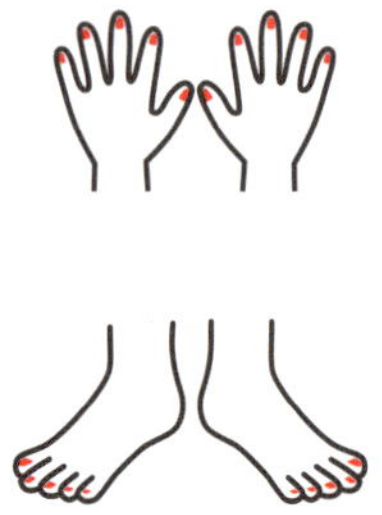

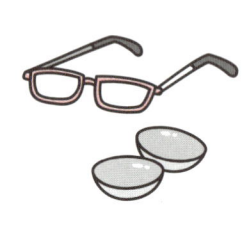

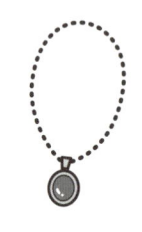

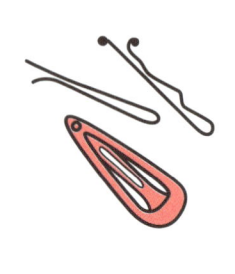

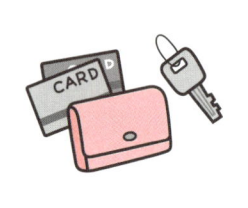

224

Please remove these items.
（これらのアイテムは取り外してください。）

第4章 指さしイラスト

wrist watches	bracelets / good luck charms	rings
● 腕時計	● ミサンガ・お守り	● 指輪

cosmetics	pierced earrings	wigs / hairpieces
● 化粧	● ピアス	● かつら

指さしイラスト

⑧手術時体位一覧　　　　　　　　　　　　［看護師］
[Surgical positions list]

[用途] 患者さんに見せて、どのような体位を取るのか事前にイメージしてもらいます。

peridural / spinal anesthetic needle

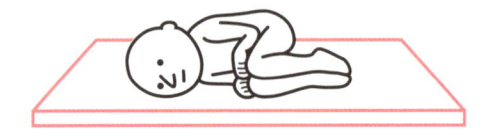

● 硬膜外・脊椎麻酔の体位

lying on your back

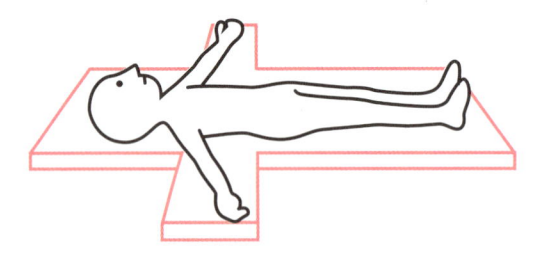

● 仰臥位

lithotomy position (legs raised and flexed)

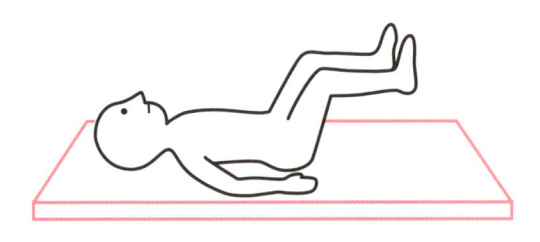

● 戴石位

Please lie down like this.
（このように横になってください。）

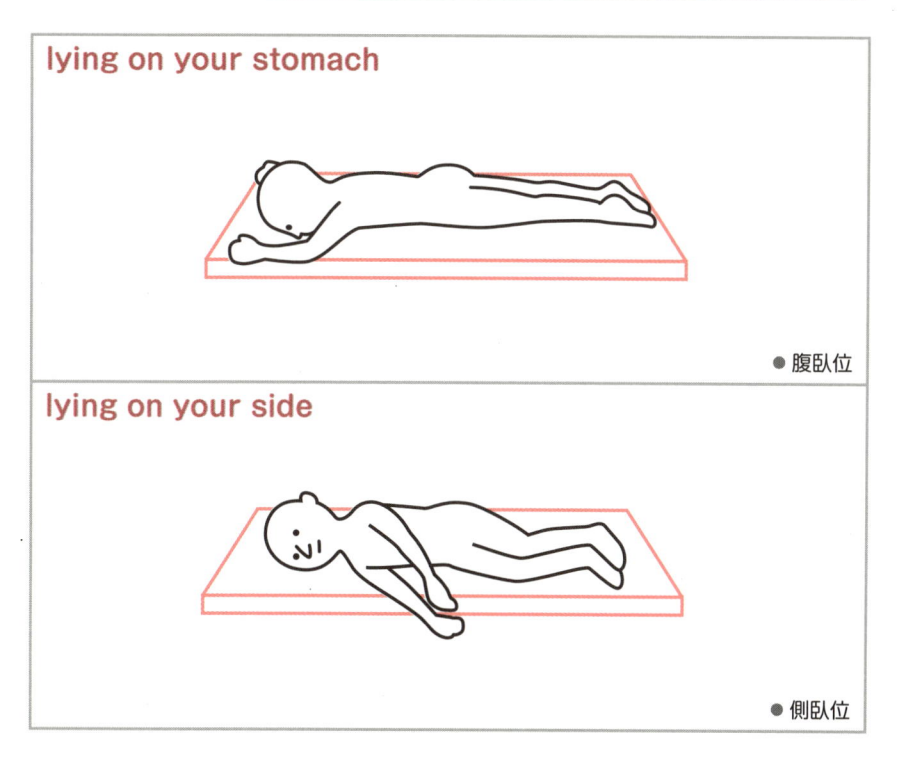

lying on your stomach

● 腹臥位

lying on your side

● 側臥位

指さしイラスト

⑨持ち込み禁止品・確認項目一覧(MRI 撮影) ——[診療放射線技師]
[Prohibited items list for MRI scan]

[用途] 患者さんに見せて、MRI 撮影時に外していただくもの等を確認します。

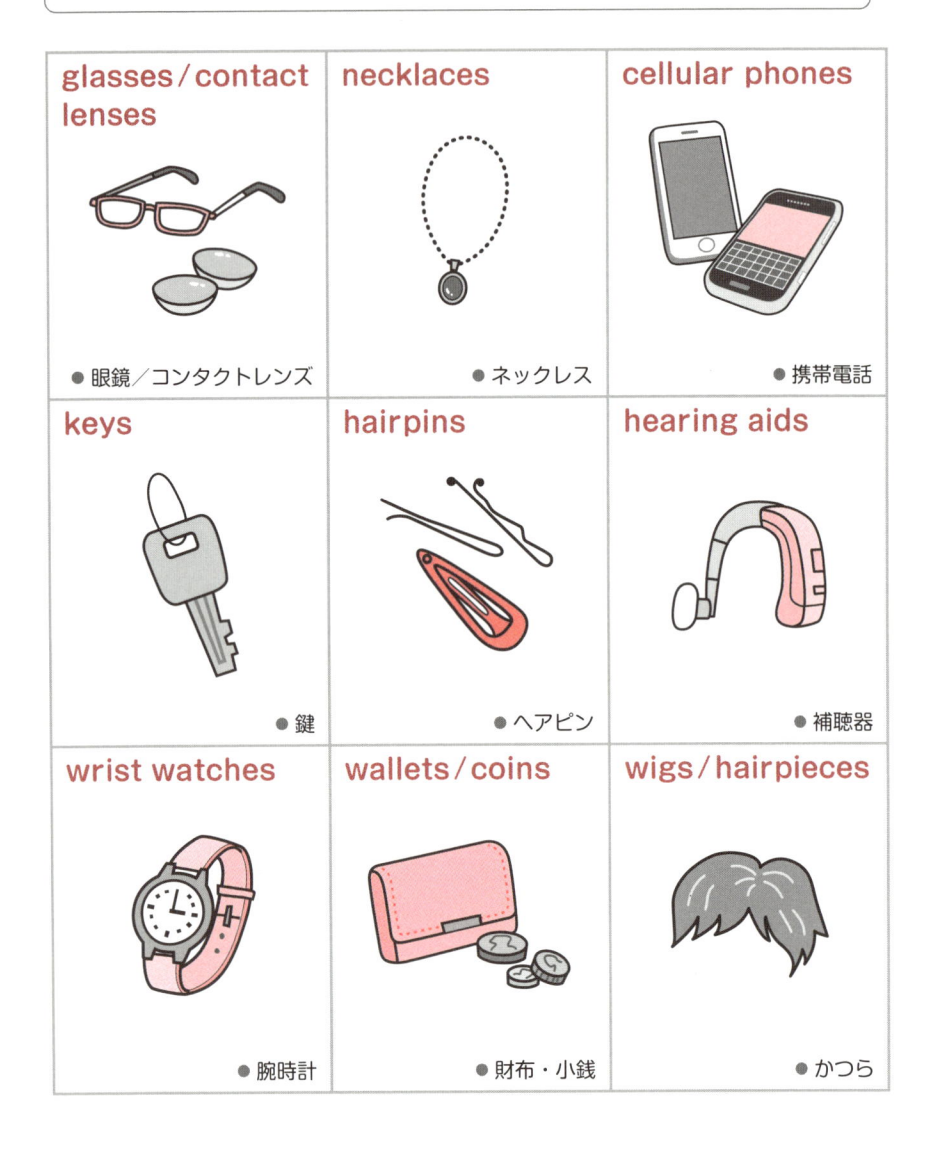

glasses / contact lenses	necklaces	cellular phones
● 眼鏡／コンタクトレンズ	● ネックレス	● 携帯電話
keys	**hairpins**	**hearing aids**
● 鍵	● ヘアピン	● 補聴器
wrist watches	**wallets / coins**	**wigs / hairpieces**
● 腕時計	● 財布・小銭	● かつら

Please remove these items.
(これらのアイテムは取り外してください。)

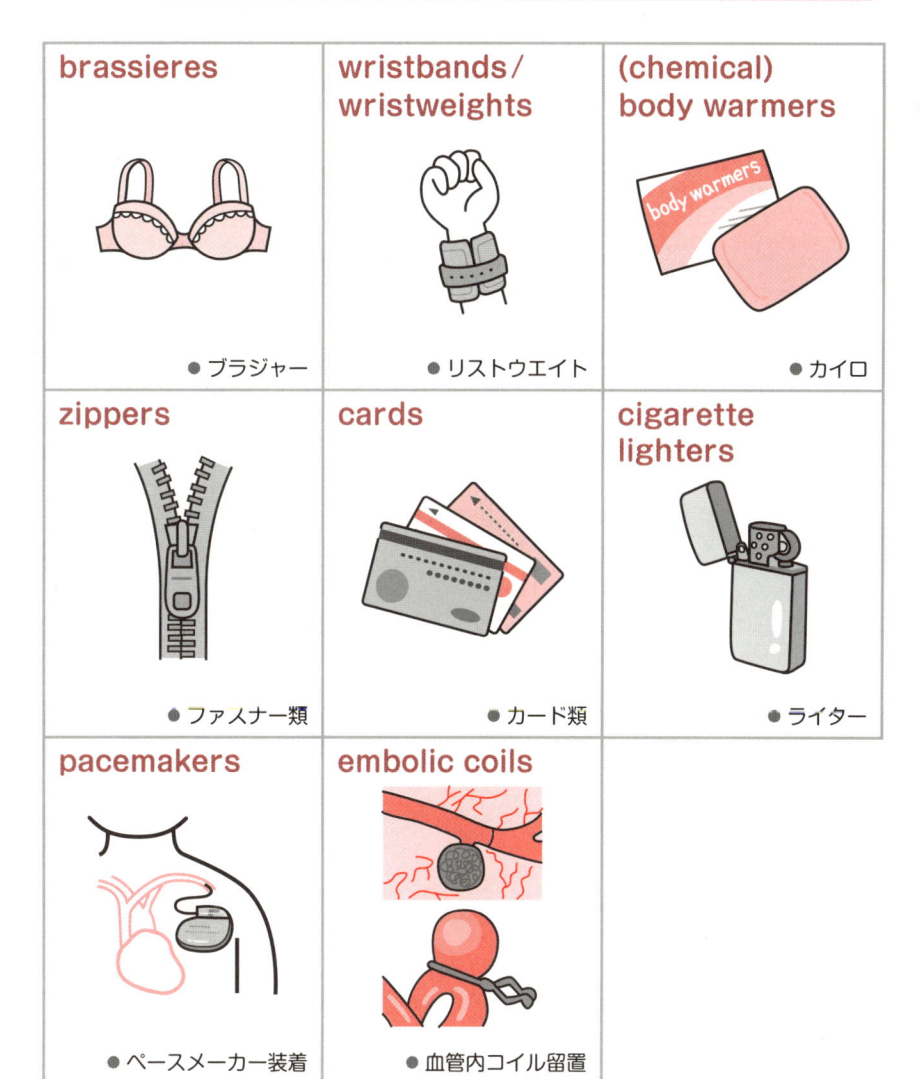

brassieres	wristbands/wristweights	(chemical) body warmers
● ブラジャー	● リストウエイト	● カイロ
zippers	cards	cigarette lighters
● ファスナー類	● カード類	● ライター
pacemakers	embolic coils	
● ペースメーカー装着	● 血管内コイル留置	

第4章 指さしイラスト

指さしイラスト

⑩薬剤の剤形と使用方法一覧 ［薬剤師］
[Types of medication list and usage]

[用途] 患者さんに見せて薬剤の使用方法を説明します（特にイメージがつきにくい使用法はイラストにしています）。

- **Tablet** 錠剤
- **Capsule** カプセル
- **Liquid drug / Syrup** 水薬 / シロップ
- **Powdered medicine** 粉薬
- **Sublingual tablet** 舌下錠
  Medication to be dissolved under the tongue
  舌の下に置いて溶かして使う薬
- **Gargle** うがい薬
  Do not swallow it.
  飲まないでください。
- **Anal suppository** 坐薬
  Medication to insert into the anus
  肛門に入れて使う薬
  ① Please try to use it after you move your bowels.
  なるべく排便後に使用してください。
  ② Insert it deeply into your anus, with the pointed end inserted first.
  尖っている方から肛門内にできるだけ深く入れてください。

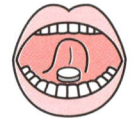

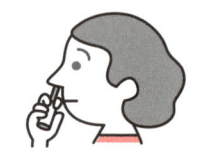

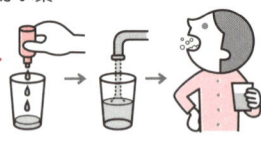

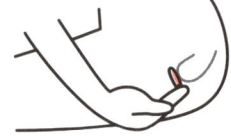

- **Eye drops** 点眼薬
- **Nose drops** 点鼻薬
- **Ear drops** 点耳薬
- **Inhaler** 吸入薬
- **Ointment** 軟膏
- **Cream** クリーム
- **Lotion** ローション
- **Compress** 湿布薬

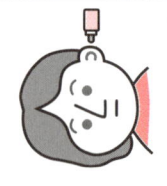

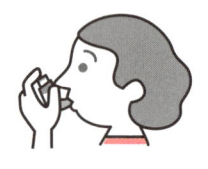

指さしイラスト

⑪リハビリで用いる自主トレーニング例 ― [リハビリテーション療法士]
[Self-training list]

【用途】自主練習用に患者さんにお渡しして使用できます。

● PT（臥位でできるトレーニング）

① Bend your knees, first the right, then the left.
両方の足を交互に曲げる。

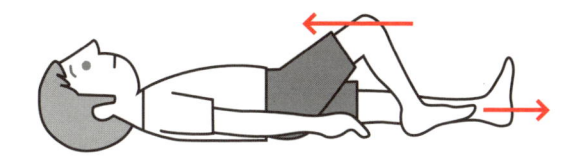

② Raise one knee, and then raise the other leg.
片ひざを立て、もう一方の足を持ち上げる。

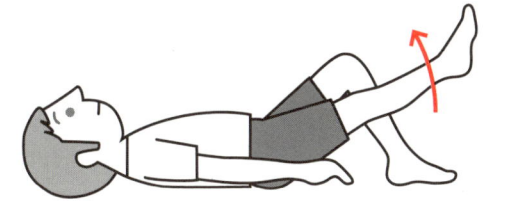

③ Open your legs outward, and then close them inward.
足を左右に開閉する。

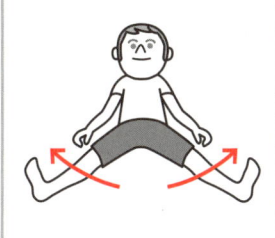

④ Point your toes downward, and then raise them upward.
つま先を上下させる。

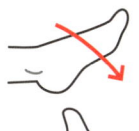

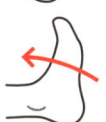

⑤ Bend your knees and raise your hips.
両ひざを立ててお尻を上げる。

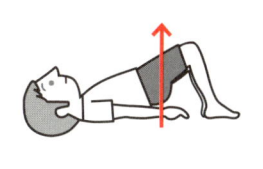

231

● ST（嚥下体操）

① Deep Breathing:　深呼吸

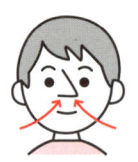

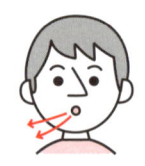

Take a slow and deep breath in through your nose. Hold your breath for a few moments, and exhale through your mouth.
鼻から大きく吸って、少し止め、口をすぼめて吐く

② Cheek Exercise:　頬の運動

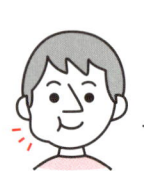

1) Puff up your cheeks. Move the air from one cheek to the other. (Right to Left)
頬を片方ずつ膨らませる
［右→左］

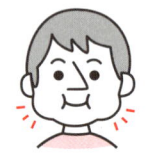

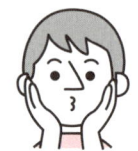

2) Fill your cheeks with air, then push out the air with both of your hands.
両方膨らませて両手を当て、勢いよくつぶす

③ Facial Exercise:　顔の運動

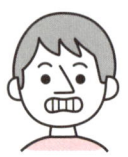

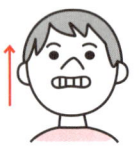

1) Pout your lips, and say "Woo."
口を尖らせて「ウー」と言う

2) Open your mouth sideways, and say "Eee."
口を横に広げて「イー」と言う

3) Lift your chin up, open your mouth sideways, and say "Eee."
上を向いて口を横に広げ「イー」と言う

④ Tongue Exercise:　舌の運動

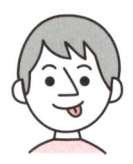

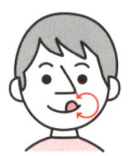

1) Stick your tongue out.
舌を前に出す

2) Move it as far to the left side without moving your chin as you can, then move it to the right side.
左右に動かす

3) Lick your lips from the right to left side.
唇に沿ってゆっくりとなめる

⑤ Articulation Exercise: 構音

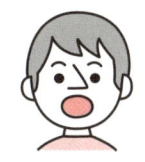

Move your mouth and tongue slowly, then speak in a loud voice "PA" "TA" "KA" "RA" clearly.
ゆっくりと口や舌を動かして、はっきり大きな声で「パ」「タ」「カ」「ラ」と言う

⑥ Salivary Massage: だ液腺のマッサージ

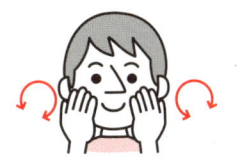

Touch your cheeks, and gently massage them in a circular motion. (Upward to Backward)
両手を頬にあてて、円を書くようにゆっくりとマッサージする

⑦ Neck Exercise: 首の運動

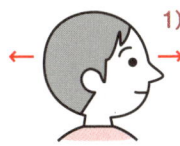

1) Turn your head. (Left to Right) Left → Starting Position → Right → Starting Position
左右を向く〔左→正面→右〕

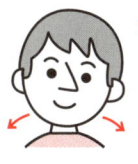

2) Lower your ear towards your shoulder. (Left to Right)
左右に傾ける〔左→正面→右〕

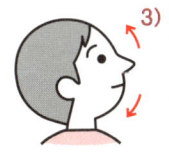

3) Lift your chin up and lower your chin. Up → Starting Position → Lower
上下を向く〔上→正面→下〕

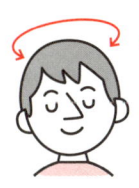

4) Rotate your head and neck in a circular motion. Clockwise → Counter-clockwise
回す〔右回り→左回り〕

⑧ Shoulder Exercise: 肩の運動

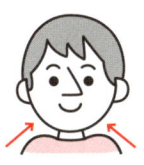

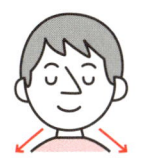

Raise the top of your shoulders towards your ears slowly. Then, relax your shoulders downward in one fluid motion.
肩をゆっくり上げ、ストンと下す

第4章 指さしイラスト

MEMO

MEMO

MEMO

MEMO

● あとがき

　この本は、「国際化」に困った事務職員の方が発案し、院内でプロジェクト参加者を募るところから始まりました。内容は医学的に難解ではありませんし、語学的にもすこぶるシンプルです。しかし、多職種参加ならではの多彩な現場で培われた経験が随所に生きています。

　医療英語については既に多くの出版がありますが、本書のように病院の一般的な業務も含めて、臨場感のある目線を大切にしたものは珍しいのではないでしょうか。語学にあまり縁のなかった方にとっても、ひたひたと押し寄せる「国際化」の中の不安や不便に応えるものが必ずあるとおもいます。

　一方で、「国際化」への対応は、なかなかこれで充分ということもありません。

　この本がスタート地点となって、走りながらでも、みなさんの職場がさらに安全安心に「国際化」していくことが携わったメンバーの願いです。

東京大学医学部附属病院
国際診療部
田村　純人

● プロジェクト・チーム（参加年度）

● リーダー
【事務】岡 陽介 (26・27)

● コアメンバー
【薬剤師】山口 諒 (26・27)

【看護師】宇川 明美 (26・27)
　　　　大友 英子 (26・27)
　　　　柘植 美恵 (26・27)
　　　　塩谷 貴子 (27)
　　　　関口 ひろみ (27)
　　　　古澤 寿依 (27)

【臨床検査技師】久末 直子 (26・27)

【診療放射線技師】鈴木 江利子 (26・27)

【理学療法士】松永 明子 (26・27)

【歯科衛生士】佐々木 珠乃 (27)

【事務】髙橋 英智 (26・27)
　　　明平 和久 (27)

● アドバイザー
【国際診療部】田村 純人 (26・27)
　　　　　　山田 秀臣 (26・27)
　　　　　　菅野 祐衣 (26・27)

● **株式会社 サイマル・インターナショナル**
サイマル・アカデミー法人事業部（英文監修）
本田祐子・Jared Nason・David Yenches・Stuart de Vroome

(MP3説明 CD-ROMについて)

※ご注意ください！

付属のディスクはMP3データCD-ROMです。一般的な音声・音楽CD(CD-DA)ではないので、MP3未対応のCDプレイヤー等では再生できません。パソコンまたはMP3対応のプレイヤーにて再生してください。
※ 2016年6月現在の使用方法です。
※ パソコン環境等によって異なることがあります。
※ iPod等のMP3携帯プレイヤーへのファイル転送方法、パソコン、ソフトなどの操作方法については、メーカー等にお問い合わせいただくか、取扱説明書をご参照ください。

【再生方法】

① パソコンのCD/DVDドライブにディスクを挿入してください。
② Windows Media Player・iTunes等で再生できます。
＊複数のソフトの選択が表示される場合は、画面に再生ソフト一覧が表示されるので使用したいソフトの「再生します」を選択してください。
＊音声・音楽CDを挿入したときのように、自動的にソフトが立ち上がらない場合があります。その際は手動で再生ソフトを立ち上げてください。

【iTunesに取り込む場合】

※ MP3 CD-ROMは音声・音楽CD（CD－DA）と違うためiTunesで通常音楽CD等を取り込む際の「インポート」では取り込むことができません。そのため、取り込むための設定が必要となります。お手数ですが下記手順にて設定をお願いします。
① パソコンにディスクを挿入してください。
② Windows Media Player等が自動で立ち上がっている場合は終了させます。
③ iTunesを立ち上げます。
④ iTunesのウインドウ左上にある四角のボタンをクリックするとメニューバーが出ます。その下のほうにある「設定」を選択します。
⑤ 「一般環境設定」のウインドウが開いたら、上部に並ぶメニュー一番右の「詳細」をクリック、「詳細環境設定」のウインドウになります。
⑥ その中の「ライブラリへの追加時にファイルを[iTunes Media]フォルダーにコピーする」のところにあるボックスにチェックを入れて、さらに下の「OK」をクリックすると設定は完了です。これで、MP3 CD-ROMを取り込んだ時の保存場所が設定されます。（ここにチェックが入っていないと、正常に取り込むことができません）
⑦ 次にiTunes左上、ツールバーの「ファイル」をクリックします。
⑧ その中の「ファイルをライブラリに追加」を選びます。

著者紹介

**東京大学医学部附属病院
英語マニュアル出版プロジェクトチーム**

平成 26 年 4 月、当院・企画経営部主催の「経営改善提案プロジェクト」に、現場における患者さんへの説明内容を英語に翻訳し、マニュアル化するプロジェクトを応募、採択されたことがきっかけとなり、国際診療部協力のもと、医師を除く各職種の有志とともに取り組みを開始しました。その結果、同年度末に参加職種合計で 3000 文を超える翻訳文が完成し、院内での言語環境整備に貢献したことが評価され、同年度の最優秀賞を受賞。

これを踏まえ、平成 27 年 4 月、完成した英語マニュアルの内容を再編集・再構成し、出版するプロジェクトを開始。英語・外国人対応に悩みを抱える日本全国の医療機関・各職種に向けて、現場での会話を活かしたマニュアル・学習教材を提供することを目指し、このたび出版する運びとなりました。

〔MP3 CD-ROM の内容〕
○時間…2 時間 57 分 42 秒
○ナレーション：Howard Colefield ／ Carolyn Miller

MP3 CD-ROM付き 東大病院発 医療スタッフのための英会話

2016 年 6 月25 日	初版発行
2019 年 8 月23 日	第 9 刷発行

著者	東京大学医学部附属病院 英語マニュアル出版プロジェクトチーム
カバーデザイン	神部 えり
イラスト	いげた めぐみ
DTP	WAVE 清水 康広

©The University of Tokyo Hospital English Manual Publishing Project Team 2016. Printed in Japan

発行者	内田 真介
発行・発売	ベレ出版 〒162-0832　東京都新宿区岩戸町12 レベッカビル TEL.03-5225-4790 FAX.03-5225-4795 ホームページ http://www.beret.co.jp/ 振替 00180-7-104058
印刷	モリモト印刷株式会社
製本	根本製本株式会社

落丁本・乱丁本は小社編集部あてにお送りください。送料小社負担にてお取り替えします。

本書の無断複写は著作権法上での例外を除き禁じられています。
購入者以外の第三者による本書のいかなる電子複製も一切認められておりません。

ISBN 978-4-86064-475-8 C2047　　　　　編集担当　新谷友佳子